JN092673

## 推奨クラス分類

| | |
|---|---|
| **クラス I** | 手技・治療が有効・有用であるというエビデンスがある，または見解が広く一致している |
| **クラス IIa** | エビデンス・見解から，有効・有用である可能性が高い |
| **クラス IIb** | エビデンス・見解から，有効性・有用性がそれほど確立されていない |
| **クラス III** | 手技・治療が有効，有用でなく，ときに有害であるとのエビデンスがあるか，あるいは見解が広く一致している． |
| **クラス III Harm** | 手技・治療が，有害であるとのエビデンスがある，あるいは見解が広く一致している |
| **クラス III No benefit** | 手技・治療が有効・有用でないとのエビデンスがある，あるいは見解が広く一致している |

※クラスIIIは，2017年改訂版では「クラスIII」のみで，2021年FU版では「クラスIII Harm」「クラスIII No benefit」に分けて分類されています．

## エビデンスレベル

| | |
|---|---|
| **レベル A** | 複数の無作為臨床試験またはメタ解析で実証されたもの |
| **レベル B** | 単一の無作為臨床試験または大規模な無作為でない臨床試験で実証されたもの |
| **レベル C** | 専門家および/または小規模臨床試験（後ろ向き試験および登録を含む）で意見が一致したもの |

　推奨クラスとエビデンスレベルの記載は，従来の心不全ガイドラインを踏襲し，ACC/AHAやESCのガイドラインと同様に記載した．これらはこれまでの国内外の公表論文に基づいて執筆者が判断し，最終的には班員および外部評価委員の査読会議により決定したものである．わが国の循環器領域では，従来の推奨クラス分類とエビデンスレベルが広く普及しており，海外のガイドラインとの整合性も取りやすい．一方で，日本医療機能評価機構が運営する医療情報サービス事業Minds（マインズ）では，『Minds診療ガイドライン作成の手引き2007』においてエビデンスレベルと推奨グレードとして異なる記載を行っている[1]．そこで，本ガイドラインでは，特定の診断や治療内容について，可能なかぎり両者を併記し，表としてわかりやすく表示した（推奨クラス・エビデンスレベルとMinds推奨グレード・Mindsエビデンス分類）．従来のガイドラインのエビデンスレベルの表記では，無作為介入臨床

## Minds 推奨グレード

| グレード A | 強い科学的根拠があり，行うよう強く勧められる. |
| --- | --- |
| グレード B | 科学的根拠があり，行うよう勧められる. |
| グレード C1 | 科学的根拠はないが，行うよう勧められる. |
| グレード C2 | 科学的根拠はなく，行わないよう勧められる. |
| グレード D | 無効性あるいは害を示す科学的根拠があり，行わないよう勧められる. |

推奨グレードは，エビデンスのレベル・数と結論のばらつき，臨床的有効性の大きさ，臨床上の適用性，害やコストに関するエビデンスなどから総合的に判断される.

(Minds診療ガイドライン選定部会監修. 福井次矢 他. 医学書院. p.16. 2007 [1)] より)

## Minds エビデンス分類
### （治療に関する論文のエビデンスレベルの分類）

| I | システマティック・レビュー /ランダム化比較試験のメタアナリシス |
| --- | --- |
| II | 1つ以上のランダム化比較試験 |
| III | 非ランダム化比較試験 |
| IVa | 分析疫学的研究（コホート研究） |
| IVb | 分析疫学的研究（症例対照研究，横断研究） |
| V | 記述研究（症例報告やケースシリーズ） |
| VI | 患者データに基づかない，専門委員会や専門家個人の意見 |

(Minds診療ガイドライン選定部会監修. 福井次矢 他. 医学書院. p.15. 2007 [1)] より)

試験の結果は登録研究よりエビデンスレベルが高いという考えを基本としているのに対し，Mindsのエビデンスレベルは，エビデンスのもととなった試験や研究の種類を示したものであり，これらの表記内容は同一ではない. したがって，本ガイドラインにおけるMinds推奨グレード・Mindsエビデンス分類は，あくまでも参考として記載したものである.

# 序　文

　日本循環器学会・日本心不全学会の急性・慢性心不全診療ガイドライン2017年版と，2021年JCS/JHFSガイドラインフォーカスアップデート版 急性・慢性心不全治療の公表にあわせてポケット版を発刊することとなりました．ガイドラインではカラー化，文献におけるPMIDの併記など，読みやすさ・使いやすさの向上が進められましたが，多忙な日常診療の合間にさらに手軽にガイドラインを活用できるよう，ポケット版とそのアプリ版を作成しました．これらは，オリジナル版におけるカラー図表を利用して，そのエッセンスをまとめたものです．本ポケット版とアプリ版が，質の高い心不全診療の実践に役立つよう願っています．

急性・慢性心不全診療ガイドライン
2017年改訂版／2021年フォーカスアップデート版　班長
筒井 裕之

日本循環器学会 / 日本心不全学会合同ガイドライン

# 急性・慢性心不全診療ガイドライン
## （2017年改訂版／2021年フォーカスアップデート版）
Guidelines for Diagnosis and Treatment of Acute and Chronic Heart Failure

合同研究班参加学会・研究班

日本循環器学会　　日本心不全学会　　日本胸部外科学会
日本高血圧学会　　日本心エコー図学会　　日本心臓血管外科学会
日本心臓病学会　　日本心臓リハビリテーション学会
日本超音波医学会　　日本糖尿病学会　　日本不整脈心電学会
厚生労働省 難治性疾患政策研究事業「特発性心筋症に関する調査研究」研究班
日本医療研究開発機構 難治性疾患実用化研究事業「拡張相肥大型心筋症を対象とした多施設登録観察研究」研究班

班長

筒　井　裕　之　　九州大学大学院医学研究院　循環器内科学

# 急性・慢性心不全診療ガイドライン（2017年改訂版）
Guidelines for Diagnosis and Treatment of Acute and Chronic Heart Failure (JCS/JHFS 2017)

班員

磯　部　光　章　　榊原記念病院
伊　藤　　　宏　　秋田大学大学院医学系研究科　循環器内科学・呼吸器内科学
伊　藤　　　浩　　岡山大学大学院歯薬学総合研究科　機能制御学（循環器内科）
奥　村　　　謙　　済生会熊本病院　心臓血管センター循環器内科
小　野　　　稔　　東京大学大学院医学系研究科　心臓外科
北　風　政　史　　国立循環器病研究センター　臨床研究部
絹　川　弘一郎　　富山大学大学院医学薬学研究部　内科学第二
木　原　康　樹　　広島大学大学院医歯薬保健学研究院　循環器内科学
後　藤　葉　一　　公立八鹿病院
小　室　一　成　　東京大学大学院医学系研究科　循環器内科学
齋　木　佳　克　　東北大学大学院医学系研究科　心臓血管外科学分野
斎　藤　能　彦　　奈良県立医科大学　循環器内科
坂　田　泰　史　　大阪大学大学院医学系研究科　循環器内科学
佐　藤　直　樹　　日本医科大学武蔵小杉病院　循環器内科・集中治療室
澤　　　芳　樹　　大阪大学大学院医学系研究科　心臓血管外科学講座
塩　瀬　　　明　　九州大学病院　心臓血管外科
清　水　　　渉　　日本医科大学　内科学循環器内科学
下　川　宏　明　　東北大学大学院医学系研究科　循環器内科学
清　野　精　彦　　日本医科大学千葉北総病院

野　出　孝　一　　佐賀大学医学部　循環器内科
肥　後　太　基　　九州大学大学院医学研究院　循環器内科学
平　山　篤　志　　日本大学医学部　内科学系循環器内科学分野
眞　茅　みゆき　　北里大学大学院看護学研究科　地域・看護システム学
増　山　　理　　　兵庫医科大学　内科学循環器内科
室　原　豊　明　　名古屋大学大学院医学系研究科　循環器内科
百　村　伸　一　　自治医科大学附属さいたま医療センター
矢　野　雅　文　　山口大学大学院医学系研究科　器官病態内科学
山　崎　健　二　　東京女子医科大学心臓病センター　心臓血管外科
山　本　一　博　　鳥取大学医学部　病態情報内科学
吉　川　　勉　　　榊原記念病院　循環器内科
吉　村　道　博　　東京慈恵会医科大学　内科学講座 循環器内科

協力員

秋　山　正　年　　東北大学病院　心臓血管外科
安　斉　俊　久　　北海道大学大学院医学研究院　循環病態内科学
石　原　嗣　郎　　日本医科大学武蔵小杉病院　循環器内科
猪　又　孝　元　　北里大学北里研究所病院　循環器内科
今　村　輝　彦　　シカゴ大学　循環器内科
岩　﨑　雄　樹　　日本医科大学　循環器内科
大　谷　朋　仁　　大阪大学大学院医学系研究科　循環器内科学
大　西　勝　也　　大西内科ハートクリニック
葛　西　隆　敏　　順天堂大学大学院医学研究科　循環器内科・心血管睡眠呼吸医学講座
加　藤　真　帆　人　日本大学医学部　内科学系循環器内科学分野
川　井　　真　　　東京慈恵会医科大学　内科学講座 循環器内科
衣　笠　良　治　　鳥取大学医学部附属病院　循環器内科
絹　川　真　太　郎　北海道大学大学院医学研究院　循環病態内科学
倉　谷　　徹　　　大阪大学大学院医学系研究科　低侵襲循環器医療学
小　林　茂　樹　　山口大学大学院医学系研究科　器官病態内科学
坂　田　泰　彦　　東北大学大学院医学系研究科　循環器内科学分野
田　中　敦　史　　佐賀大学医学部　循環器内科
戸　田　宏　一　　大阪大学大学院医学系研究科　心臓血管外科
野　田　　崇　　　国立循環器病研究センター　心臓血管内科
後　岡　広　太　郎　東北大学病院　循環器内科
波　多　野　将　　東京大学医学部附属病院　循環器内科
日　高　貴　之　　広島大学　循環器内科
藤　野　剛　雄　　九州大学大学院医学研究院　重症心不全講座
牧　田　　茂　　　埼玉医科大学国際医療センター　心臓リハビリテーション科
山　口　　修　　　大阪大学大学院医学系研究科　循環器内科学

外部評価委員

池　田　宇　一　　長野市民病院
木　村　　剛　　　京都大学医学部附属病院　循環器内科
香　坂　　俊　　　慶應義塾大学医学部　循環器内科
小　菅　雅　美　　横浜市立大学附属市民総合医療センター　心臓血管センター内科
山　岸　正　和　　金沢大学医薬保健研究域医学系　循環器病態内科学
山　科　　章　　　東京医科大学　医学教育推進センター

（五十音順，構成員の所属は 2017 年 11 月 1 日現在）

班構成員の利益相反（COI）についてはオリジナル版に記載した．
https://www.j-circ.or.jp/cms/wp-content/uploads/2017/06/JCS2017_tsutsui_h.pdf

## 2021年 JCS/JHFS ガイドライン フォーカスアップデート版
# 急性・慢性心不全診療
## JCS/JHFS 2021 Guideline Focused Update on Diagnosis and Treatment of Acute and Chronic Heart Failure

### 班員

| | | |
|---|---|---|
| 井 手 友 美 | 九州大学大学院医学研究院　循環器病態治療講座 | |
| 伊 藤 　 浩 | 岡山大学大学院医歯薬学総合研究科　機能制御学（循環器内科） | |
| 絹 川 弘 一 郎 | 富山大学大学院医学薬学研究部（医学）内科学（第二）講座 | |
| 絹 川 真 太 郎 | 九州大学大学院医学研究院　循環器病態治療講座 | |
| 木 原 康 樹 | 神戸市立医療センター中央市民病院 | |
| 斎 藤 能 彦 | 奈良県立医科大学　循環器内科 | |
| 坂 田 泰 史 | 大阪大学大学院医学系研究科　内科学講座 循環器内科学 | |
| 清 水 　 渉 | 日本医科大学大学院医学研究科　循環器内科学分野 | |
| 野 出 孝 一 | 佐賀大学医学部　循環器内科 | |
| 眞 茅 み ゆ き | 北里大学看護学部　看護システム学 | |
| 室 原 豊 明 | 名古屋大学大学院医学系研究科　循環器内科 | |
| 山 本 一 博 | 鳥取大学医学部　循環器・内分泌代謝内科 | |

### 協力員

| | | |
|---|---|---|
| 岩 﨑 雄 樹 | 日本医科大学大学院医学研究科　循環器内科学分野 | |
| 大 石 醒 悟 | 兵庫県立姫路循環器病センター　循環器内科 | |
| 岡 田 明 子 | 北里大学看護学部　看護システム学 | |
| 衣 笠 良 治 | 鳥取大学医学部　循環器・内分泌代謝内科 | |
| 田 中 敦 史 | 佐賀大学医学部　循環器内科 | |
| 中 川 　 仁 | 奈良県立医科大学　循環器内科 | |
| 坂 東 泰 子 | 名古屋大学医学部附属病院　循環器内科 | |
| 溝 手 　 勇 | 大阪大学大学院医学系研究科　内科学講座 循環器内科学 | |

### 外部評価委員

| | | |
|---|---|---|
| 赤 阪 隆 史 | 和歌山県立医科大学　循環器内科 | |
| 小 野 　 稔 | 東京大学大学院医学系研究科　心臓外科 | |
| 木 村 　 剛 | 京都大学大学院医学研究科　循環器内科 | |
| 香 坂 　 俊 | 慶應義塾大学医学部　循環器内科 | |
| 小 菅 雅 美 | 横浜市立大学附属市民総合医療センター　心臓血管センター内科 | |
| 百 村 伸 一 | さいたま市民医療センター　院長 | |

（五十音順，構成員の所属は2020年11月現在）

班構成員の利益相反（COI）についてはオリジナル版に記載した。
https://www.j-circ.or.jp/cms/wp-content/uploads/2021/03/JCS2021_Tsutsui.pdf

　　診療ガイドラインは医師が実地診療において疾患を診断，治療するうえでの指針であり，最終的な判断は患者さんの病態を把握したうえで主治医がドすべきである。仮にガイドラインに従わない診断や治療が選択されたとしても，個々の患者さんの状況を考慮した主治医の判断が優先されるべきであり，実際の臨床の現場では，診療ガイドラインを遵守しつつも，主治医が個々の患者さんに特有な臨床的背景や社会的状況を十分考慮したうえで判断をドすことのほうが重要である。

# 目次

# 第1章　総論

## 1.
## 定義・分類

### 1.1
### 心不全の定義 (表1)

**表1　心不全の定義**

| | |
|---|---|
| ガイドライン<br>としての定義 | なんらかの心臓機能障害, すなわち, 心臓に器質的および/あるいは機能的異常が生じて心ポンプ機能の代償機転が破綻した結果, 呼吸困難・倦怠感や浮腫が出現し, それに伴い運動耐容能が低下する臨床症候群. |
| 一般向けの定義<br>(わかりやすく表現したもの) | 心不全とは, 心臓が悪いために, 息切れやむくみが起こり, だんだん悪くなり, 生命を縮める病気です. |

　従来,「急速に心ポンプ機能の代償機転が破綻し, 心室拡張末期圧の上昇や主要臓器への灌流不全をきたし, それに基づく症状や徴候が急性に出現, あるいは悪化した病態」を急性心不全,「慢性の心ポンプ失調により肺および/または体静脈系のうっ血や組織の低灌流が継続し, 日常生活に支障をきたしている病態」を慢性心不全と定義し, 区別していたが, 明らかな症状や兆候が出る以前からの早期治療介入の有用性が確認されている現在では, この急性・慢性の分類の重要性は薄れている.

　「心不全」は心腔内に血液を充満させ, それを駆出するという心臓の主機能のなんらかの障害が生じた結果出現するため, 心外膜や心筋, 心内膜疾患, 弁膜症, 冠動脈疾患, 大動脈疾患, 不整脈, 内分泌異常など, さまざまな要因により引き起こされるが, 左室機能障害が関与していることが多く, 臨床的にも左室機能により治療や評価方法が変わってくる (**表2**).

　LVEFの低下した心不全（HFrEF），LVEFの保たれた心不全（HFpEF）という分類も完璧なものではない．三尖弁疾患や肺動脈性肺高血圧症に伴う純粋な右心不全の病態はHFpEFと分類されることになるが，上記のHFpEFとは異なる病態であり，注意が必要である．HFmrEFについての臨床的特徴は十分には明らかになっておらず，治療の選択は個々の病態に応じて判断する．

　しかし，治療や時間経過に伴う心不全患者のLVEFの改善や悪化は予後と関連することが示されており，これを加味した病態評価のため，LVEFの時間経過に伴う変化に基づく分類を示す（**表3**）．なお，LVEFの変化を検討するための間隔については明確な規定はないが，少なくとも1ヵ月以上，平均では6ヵ月から数年の間隔をあけて評価されたLVEFの変化に基づいた研究報告が多い[2,3]．

### 表2　検査施行時のLVEFによる心不全の分類

| 表現型 | LVEF | 説明 |
|---|---|---|
| **LVEFの低下した心不全**<br>（heart failure with reduced ejection fraction: **HFrEF**） | 40%未満 | 左室収縮機能障害が主体．現在の多くの研究では標準的心不全治療下でのLVEF低下例がHFrEFとして組み入れられている． |
| **LVEFの保たれた心不全**<br>（heart failure with preserved ejection fraction: **HFpEF**） | 50%以上 | 左室拡張機能障害が主体．診断は心不全と同様の症状をきたす他疾患の除外が必要である．有効な治療が十分には確立されていない． |
| **LVEFが軽度低下した心不全**<br>（heart failure with mid-range ejection fraction: **HFmrEF**） | 40%以上<br>50%未満 | 境界型心不全．臨床的特徴や予後は研究が不十分であり，治療選択は個々の病態に応じて判断する． |

### 表3　LVEFの経時的変化による心不全の分類

| 表現型の変化 | 説明 |
|---|---|
| **LVEFが改善した心不全**<br>（heart failure with recovered EF: **HFrecEF**） | 治療経過とともにLVEFが改善してHFrEFからHFmrEFないしHFpEFに移行した，あるいはHFmrEFからHFpEFに移行した患者群．予後は比較的良好とされている． |
| **LVEFが悪化した心不全**<br>（heart failure with worsened EF: **HFworEF**） | 治療経過とともにLVEFが低下してHFpEFからHFmrEFないしHFrEFに移行した，あるいはHFmrEFからHFrEFに移行した患者群．予後は不良とされている． |
| **LVEFが変化しない心不全**<br>（heart failure with unchanged EF: **HFuncEF**） | 経過を通じてLVEFに大きな変化を認めない患者群 |

## 1.2
## 心不全の進展ステージ

　現在，心不全の病期の進行についてはACCF/AHAの心不全ステージ分類[4]が用いられることが多い．このステージ分類は適切な治療介入を行うことを目的にされており，無症候であっても高リスク群であれば早期に治療介入することが推奨されている．本ガイドラインでは，リスク因子をもつが器質的心疾患がなく，心不全症候のない患者を「**ステージA　器質的心疾患のないリスクステージ**」，器質的心疾患を有するが，心不全症候のない患者を「**ステージB　器質的心疾患のあるリスクステージ**」，器質的心疾患を有し，心不全症候を有する患者を既往も含め「**ステージC　心不全ステージ**」と定義する．

　さらに，おおむね年間2回以上の心不全入院を繰り返し，有効性が確立しているすべての薬物治療・非薬物治療について治療ないしは治療が考慮されたにもかかわらずニューヨーク心臓協会（New York Heart Association; NYHA）心機能分類 III度より改善しない患者は「**ステージD　治療抵抗性心不全ステージ**」と定義され，これらの患者は，補助人工心臓や心臓移植などを含む特別の治療，もしくは終末期ケアが適応になる（**図1**）[5]．

　運動耐容能を示す指標であるNYHA心機能分類も頻用されている[6]．ステージCは既往の症状も含んでおり，NYHA心機能分類に照らし合わせると軽症から重症までの症候性心不全が該当することになり，ステージ分類のみでは重症度の評価は困難な場合があることにも留意する必要がある．

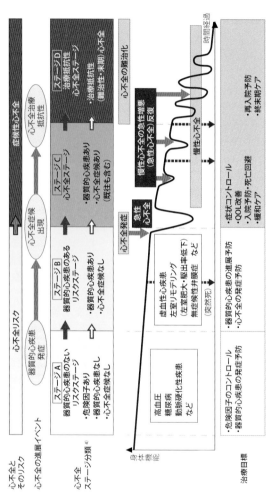

**図1 心不全とそのリスクの進展ステージ**
（厚生労働省, 2017[5] より改変）

## 1.3
### 血行動態および身体所見による心不全の分類

　重症度を示す指標として血行動態指標による**Forrester分類**がある（**図2**）[7]．このForrester分類は急性心筋梗塞における急性心不全の予後を予測する目的で作成された分類であり，病型の進行に伴い死亡率が増加することが示されている．臓器灌流とうっ血を客観的指標で評価するこのForrester分類は，虚血以外の心不全の病態把握にも有用であるが，観血的測定を前提に作成されたものであり，侵襲度が高い．また，加齢に伴い低下する心係数について年齢補正がされておらず，さらに肺動脈圧・肺血管抵抗などの指標は含まれていないため，慢性心不全患者の重症度分類を行う際，その解釈には注意を要する．

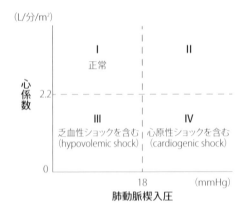

**図2　Forrester 分類**
(Forrester JS, et al. 1976[7] より 作図 )

　そのため，身体所見からより簡便に病態を評価するために最近頻用されているのが**Nohria-Stevenson分類**である．末梢循環および肺聴診所見によって，うっ血所見の有（wet）無（dry）と，末梢循環不全所見の有（cold）無（warm）を判断し，心不全の病態を4つに分類するもので[8]，うっ血は，起座呼吸／頚静脈圧の上昇／浮腫／腹水／肝頚静脈逆流から判断し，低灌流は，小さい脈圧／四肢冷感／傾眠傾向／低Na血症／腎機能悪化から判断する．

　うっ血や低灌流所見のないもの（dry-warm）を**Profile A**，うっ血所見はあるが低灌流所見のないもの（wet-warm）を**Profile B**，うっ血および低灌流所見を認めるもの（wet-cold）を**Profile C**，うっ血はないが低灌流所見を認めるもの（dry-cold）を**Profile L**と4分類したところ，短期間での死亡例（心臓移植を含む）はProfile CとBに多かった．

　同様に，急性非代償性心不全の初期治療導入の指標に頻用されているのが**クリニカルシナリオ（clinical scenario; CS）分類**である（第8章 急性心不全　1. 定義・分類［p.76］参照）．CS分類は循環器専門医以外の医師が救急外来での初期対応導入を迅速に行えるように作成されたものである．現在までのところ，明確なエビデンスが確立されているものではないが，急性心不全患者の初期収縮期血圧を参考に，その病態を把握してすみやかに治療を開始するアプローチ法を提案したものであり，今後検証が待たれる．注意点として，血圧値のみから治療方針を決定してはならないこと，初期治療導入後には病態を再評価し，適切な二次治療に移行する必要があることがあげられる．

## 2.
## 疫学・原因・予後

　心不全の原因疾患は多岐にわたる（**表4**）．心筋梗塞や心筋症のように心筋組織が直接的に障害を受けて心不全を発症する場合，弁膜症や高血圧などにより心筋組織に長期的に負荷が加わり機能障害から心不全を発症する場合，頻脈性ないし徐脈性不整脈により血行動態の悪化を招く場合などがある．また，全身性の内分泌・代謝疾患，炎症性疾患などの一表現型としての心不全，栄養障害や薬剤，化学物質といった外的因子による心筋障害から発症する心不全など，心不全の根本原因が心臓以外に存在する場合もあるので注意が必要である．

## 表4 心不全の原因疾患

| 心筋の異常による心不全 |
|---|
| **虚血性心疾患**<br>虚血性心筋症，スタニング，ハイバネーション，微小循環障害 |
| **心筋症（遺伝子異常を含む）**<br>肥大型心筋症，拡張型心筋症，拘束型心筋症，不整脈原性右室心筋症，緻密化障害，たこつぼ心筋症 |
| **心毒性物質など**<br>・習慣性物質<br>　　アルコール，コカイン，アンフェタミン，アナボリックステロイド<br>・重金属<br>　　銅，鉄，鉛，コバルト，水銀<br>・薬剤<br>　　抗癌剤（アントラサイクリンなど），免疫抑制薬，抗うつ薬，抗不整脈薬，NSAIDs，麻酔薬<br>・放射線障害 |
| **感染性**<br>・心筋炎<br>　　ウイルス性・細菌性・リケッチア感染など，シャーガス病など |
| **免疫疾患**<br>関節リウマチ，全身性エリテマトーデス，多発性筋炎，混合性結合組織病など |
| **妊娠**<br>・周産期心筋症<br>　　産褥心筋症を含む |
| **浸潤性疾患**<br>サルコイドーシス，アミロイドーシス，ヘモクロマトーシス，悪性腫瘍浸潤 |
| **内分泌疾患**<br>甲状腺機能亢進症，クッシング病，褐色細胞腫，副腎不全，成長ホルモン分泌異常など |
| **代謝性疾患**<br>糖尿病 |

| 心筋の異常による心不全 |
|---|
| **先天性酵素異常**<br>ファブリー病，ポンペ病，ハーラー症候群，ハンター症候群 |
| **筋疾患**<br>筋ジストロフィ，ラミノパチー |
| 血行動態の異常による心不全 |
| **高血圧** |
| **弁膜症，心臓の構造異常**<br>・先天性<br>　　先天性弁膜症，心房中隔欠損，心室中隔欠損，その他の先天性<br>　　心疾患<br>・後天性<br>　　大動脈弁・僧帽弁疾患など |
| **心外膜などの異常**<br>収縮性心外膜炎，心タンポナーデ |
| **心内膜の異常**<br>好酸球性心内膜疾患，心内膜弾性線維症 |
| **高心拍出心不全**<br>重症貧血，甲状腺機能亢進症，パジェット病，動静脈シャント，妊娠，脚気心 |
| **体液量増加**<br>腎不全，輸液量過多 |
| 不整脈による心不全 |
| ・頻脈性<br>　　心房細動，心房頻拍，心室頻拍など<br>・徐脈性<br>　　洞不全症候群，房室ブロックなど |

# 第2章　診断

## 1.
### 診断（アルゴリズム）(図3)

　心不全の診断では，自覚症状，既往歴，家族歴，身体所見，心電図，胸部X線をまず検討する．

　慢性心不全を疑う場合，次に行うべき検査は血中BNP/N末端プロBNP（NT-proBNP）値の測定である．

　BNP/NT-proBNPが異常値の場合はもとより，身体所見で弁膜症を疑わせる心雑音が聴取される場合や，明らかに陳旧性心筋梗塞を示す心電図異常を認める場合などは，BNP/NT-proBNPの値にかかわらず心エコー法を行う．

　なお，虚血性心疾患患者において主訴が労作時息切れのみの場合があり，このような患者では，BNP/NT-proBNPの上昇を認めず安静時心エコー図でも明らかな異常を認めないことが少なからずある．虚血性心疾患を否定しえない場合は運動負荷や薬剤負荷を用いて心筋虚血評価を行う．

　心不全と確定したら，原因疾患および心不全ステージに応じた心不全治療を行う．なお，現段階で心不全の可能性が低いと判断された場合でも，心不全の一次予防に向けた介入が必要な患者に対しては，適切な治療を開始する．また，現段階では介入対象となる異常所見を認めない場合でも，今後心不全を発症する可能性があると考えられる場合は生活習慣の指導を行ったうえで経過観察を行う．

---

* NT-proBNPが125～400 pg/mLあるいはBNPが35ないし40～100 pg/mLの場合，軽度の心不全の可能性を否定しえない．NT-proBNP/BNPの値のみで機械的に判断するのではなく，NT-proBNP/BNPの標準値は加齢，腎機能障害，貧血に伴い上昇し，肥満があると低下することなどを念頭に入れて，症状，既往・患者背景，身体所見，心電図，胸部X線の所見とともに総合的に勘案して，心エコー図検査の必要性を判断するべきである．

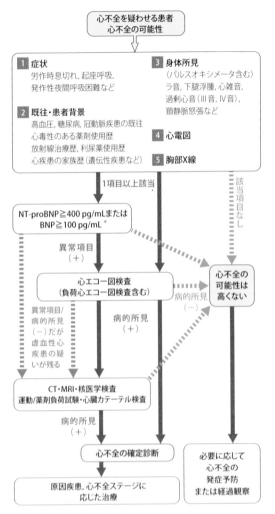

**図3 慢性心不全の診断フローチャート**

心不全を疑わせる患者
心不全の可能性

**1 症状**
労作時息切れ, 起座呼吸,
発作性夜間呼吸困難など

**2 既往・患者背景**
高血圧, 糖尿病, 冠動脈疾患の既往
心毒性のある薬剤使用歴
放射線治療歴, 利尿薬使用歴
心疾患の家族歴(遺伝性疾患など)

**3 身体所見**
(パルスオキシメータ含む)
ラ音, 下腿浮腫, 心雑音,
過剰心音(Ⅲ音, Ⅳ音),
頸静脈怒張など

**4 心電図**

**5 胸部X線**

1項目以上該当

該当項目なし

NT-proBNP≧400 pg/mLまたは
BNP≧100 pg/mL*

異常項目(+)

心エコー図検査
(負荷心エコー図検査含む)

異常項目/病的所見(-)だが虚血性心疾患の疑いが残る

病的所見(+)

病的所見(-)

心不全の可能性は高くない

CT・MRI・核医学検査
運動/薬剤負荷試験・心臓カテーテル検査

病的所見(+)

心不全の確定診断

原因疾患, 心不全ステージに応じた治療

必要に応じて心不全の発症予防または経過観察

* 注釈は左ページに記載.

## 2.
## 症状・身体所見

　急性心不全では，左室拡張末期圧や左房圧の上昇に伴う肺静脈のうっ血，および/または右房圧の上昇に伴う体静脈のうっ血，さらには心拍出量減少に伴う症状が認められる．フラミンガム研究における心不全の診断基準は左心不全，右心不全，低心拍出の症状・所見が混在したものであり[9]，これらを分けて考えることが患者の病態把握に有用である（**表5**）．両心不全の患者においては左心不全および右心不全両者の症状・所見を呈する．

　症状はいずれの患者でも等しく認められるものではなく，自覚していないことも多いので注意が必要である．

　診察で静脈圧を推定するには，上半身を45度挙上した状態で，胸骨角から内頚静脈拍動（頭側）の頂点までの垂直距離を計測する（**図4**）．胸骨角は右房から約5 cm上方にあり，胸骨角から内頚静脈拍動までの垂直距離が3 cm以上あれば静脈圧は上昇していると考える．

## 表5　心不全の自覚症状，身体所見

| うっ血による自覚症状と身体所見 | | |
|---|---|---|
| 左心不全 | 自覚症状 | 呼吸困難，息切れ，頻呼吸，起座呼吸 |
| | 身体所見 | 水泡音，喘鳴，ピンク色泡沫状痰，Ⅲ音やⅣ音の聴取 |
| 右心不全 | 自覚症状 | 右季肋部痛，食思不振，腹満感，心窩部不快感 |
| | 身体所見 | 肝腫大，肝胆道系酵素の上昇，頚静脈怒張，右心不全が高度な時は肺うっ血所見が乏しい |
| 低心拍出量による自覚症状と身体所見 | | |
| 自覚症状 | | 意識障害，不穏，記銘力低下 |
| 身体所見 | | 冷汗，四肢冷感，チアノーゼ，低血圧，乏尿，身の置き場がない様相 |

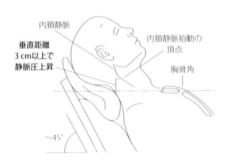

図4　静脈圧の推定法

# 3.
# バイオマーカー (図5[10], 表6, 7)

　心不全のバイオマーカーは多岐にわたるが, BNPと NT-pro BNPは別格であり, スクリーニングから診断, 予後予測まで幅広く用いられている. とくに優れているのは, 心不全の存在診断および重症度診断であるが, 心不全の予後診断にも有用である.

　急性および慢性心不全の治療効果の判定マーカーとしても一定の有用性はあるが, もともと個人差が大きいため, 個人内での変動を重要視すべきであり, 他者との比較が難しい病態もある.

　肥満があるとBNP濃度は上昇しにくい傾向にあるので, 心不全の程度を実際より低く評価してしまう可能性があり注意を要する. BNPの測定は簡便, 迅速, 安価であるが, BNPだけで心不全を判断せず, 常に全身状態や他の検査も参考にすべきである.

**表6　BNP と NT-proBNP の対比**

|  | BNP | NT-proBNP |
|---|---|---|
| 分子量 | 約3,500 | 約8,500 |
| ホルモン活性 | ＋ | － |
| 交叉性 | proBNP ||
| 半減期 | 約20分 | 約120分 |
| クリアランス | NPR-C, NEP, 腎臓 | 腎臓 |
| 採血法 | EDTA加血漿 | 血清/ヘパリン加・EDTA加血漿 |
| 基準値* | ≦18.4 pg/mL | ≦55 pg/mL |
| 濃度増加因子** | 心機能低下・腎機能低下・高齢・全身炎症 ||
| 濃度低下因子** | 肥満 ||

* 添付文書記載基準値　** 主なものだけを示している. また, BNPとNT-proBNPのあいだで若干異なる可能性があるが, 今後の検討課題である.

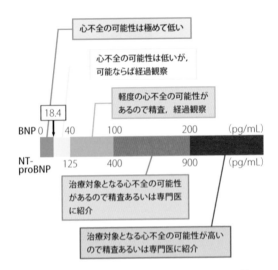

**図5　BNP，NT-proBNP 値の心不全診断へのカットオフ値**
（日本心不全学会[10] より）

表7　心不全におけるバイオマーカーの推奨とエビデンスレベル

| | 推奨クラス | エビデンスレベル | Minds推奨グレード | Mindsエビデンス分類 |
|---|---|---|---|---|
| **血漿BNP・血清NT-proBNP** | | | | |
| 診断 | I | A | A | I |
| 重症度 | I | A | A | I |
| 予後評価 | I | A | A | I |
| 治療効果判定 | IIa | B | B | II |
| スクリーニング目的 | IIa | C | B | II |
| **血漿ANP** | | | | |
| 診断 | I | A | A | I |
| 重症度 | IIa | B | B | II |
| 予後評価 | IIa | B | B | II |
| 治療効果判定 | IIb | C | C1 | III |
| スクリーニング目的 | IIb | C | C1 | III |
| **心筋トロポニン (T, I)* ・血漿ノルアドレナリン#** | | | | |
| 診断 | - | - | - | - |
| 重症度 | IIa | B | B | II |
| 予後評価 | IIa | B | B | II |
| 治療効果判定 | - | - | - | - |
| スクリーニング目的 | - | - | - | - |

| | 推奨クラス | エビデンスレベル | Minds推奨グレード | Mindsエビデンス分類 |
|---|---|---|---|---|
| **アルドステロン<sup>#</sup>・血漿レニン活性<sup>#</sup>** | | | | |
| 診断 | - | - | - | - |
| 重症度 | IIa | C | B | III |
| 予後評価 | IIa | C | B | III |
| 治療効果判定 | - | - | - | - |
| スクリーニング目的 | - | - | - | - |
| **神経体液性因子（上記以外）<sup>#</sup>** | | | | |
| 診断 | - | - | - | - |
| 重症度 | IIb | C | C1 | V |
| 予後評価 | IIb | C | C1 | V |
| 治療効果判定 | - | - | - | - |
| スクリーニング目的 | - | - | - | - |

<sup>*</sup>日本では心不全に対しての保険適用はないが，米国心臓病学会（ACC），米国心臓協会（AHA），米国心不全協会（HFSA）におけるガイドラインでは，トロポニン測定は，推奨クラスI，エビデンスレベルAであり，欧州心臓病学会（ESC）におけるガイドラインでは，推奨クラスI，エビデンスレベルCである．
<sup>#</sup>日本では心不全に対しての保険適用はない．

## 4.
## 胸部単純X線写真

　心不全の存在および重症度診断に，いまなお胸部単純X線写真は有用である（**表8**）．なかでも，左心不全における肺うっ血像が重要である．救急現場で心陰影拡大とともに肺静脈拡張像がみられた場合，心不全である可能性が高くなる[11]．また，肺炎などの呼吸器疾患との鑑別に有用であり，肺うっ血の重症度も判断できる（**図6**）．

**表8　心不全における胸部単純X線写真の推奨とエビデンスレベル**

| | 推奨クラス | エビデンスレベル | Minds推奨グレード | Mindsエビデンス分類 |
|---|---|---|---|---|
| 心不全の新規発症や急性増悪の際の胸部単純X線写真 | I | C | B | V |

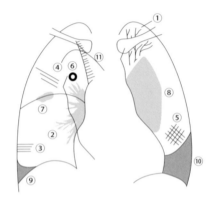

①cephalization（角出し像）
　　肺尖部への血流の再分布所見（肺静脈圧15〜20 mmHg）
②perivascular cuffing（肺血管周囲の浮腫）
③Kerley's B line（カーリーB線）
④Kerley's A line（カーリーA線）
⑤Kerley's C line（カーリーC線）
⑥peribronchial cuffing（気管支周囲の浮腫）
　　②〜⑥：間質性肺水腫所見（肺静脈圧20〜30 mmHg）
⑦vanishing tumor（一過性腫瘤状陰影）
　　胸水
⑧butterfly shadow（蝶形像）
　　肺胞性肺水腫所見（肺静脈30 mmHg以上）
⑨⑩costophrenic angle（肋骨横隔膜角）の鈍化
　　胸水
⑪上大静脈の突出

**図6　心不全の胸部単純 X 線写真（シェーマ）**

## 5.
# 心エコー法

心不全の診療において心エコー法はもっとも重要な診断的検査である．心機能や血行動態の評価，原因疾患の診断と重症度評価，さらに病態に変化があった場合や治療の前後など経時的な治療効果判定や予後評価にも有用である（**表9, 10**[12, 13])．

**表9 心不全における心エコー法の推奨とエビデンスレベル**

| | 推奨クラス | エビデンスレベル | Minds推奨グレード | Minds エビデンス分類 |
|---|---|---|---|---|
| 心不全が疑われる患者における心機能評価，左室壁運動，弁膜症，右室機能，肺高血圧の評価のための心エコー | I | C | A | IVb |
| 薬剤治療やデバイス治療を行う心不全患者の心機能評価のための心エコー | I | C | A | IVb |
| 病態に変化のあった心不全患者における心エコー検査の繰り返し | I | C | A | IVb |
| HFrEF患者における心筋バイアビリティの評価のための負荷心エコー | IIa | B | B | IVb |
| 身体活動の制限が心機能異常に起因するかの評価のための心エコー | IIa | B | B | IVb |
| 状態に変化がない心不全患者のルーチンのフォローアップ心エコー検査 | III | B | D | IVb |
| 経胸壁エコー法で診断，評価が可能な患者における経食道心エコー法 | III | B | D | IVb |

**表10　心機能評価に用いる心エコー図指標の日本人正常値**

| | 男性 | 女性 |
|---|---|---|
| 左室拡張末期径 (mm) | 48 ± 4 | 44 ± 3 |
| 左室収縮末期径 (mm) | 30 ± 4 | 28 ± 3 |
| 左室拡張末期容積係数 (mL/m²) | 53 ± 11 | 49 ± 11 |
| 左室収縮末期容積係数 (mL/m²) | 19 ± 5 | 17 ± 5 |
| 左室駆出率 (%) | 64 ± 5 | 66 ± 5 |
| 左室重量係数 (g/m²) | 76 ± 16 | 70 ± 14 |
| 左房径 (mm) | 32 ± 4 | 31 ± 3 |
| 左房容積係数 (mL/m²) | 24 ± 7 | 25 ± 8 |
| 右室拡張末期径<br>(心尖部四腔断面基部) (mm) | 31 ± 5 | 28 ± 5 |
| 右室面積変化率 (FAC, %) | 44 ± 13 | 46 ± 11 |
| 三尖弁輪部移動距離<br>(TAPSE, mm) | 24 ± 3.5 | |
| 三尖弁輪部 s' 波 (cm/秒) | 14.1 ± 2.3 | |
| E/e' (中隔) | 7.4 ± 2.2 | 7.9 ± 2.2 |
| e' (中隔, cm/秒) | 10.0 ± 2.8 | 10.8 ± 3.2 |
| E/e' (側壁) | 5.5 ± 1.8 | 6.2 ± 1.8 |
| e' (側壁, cm/秒) | 13.5 ± 3.9 | 13.7 ± 4.1 |

(Daimon M, et al. 2008 [12], Lang RM, et al. 2015 [11] より作表)

　LVEFが正常の患者 (HFpEF) における拡張能障害の有無は E/e′，e′，TRV，LAVIにより評価する [14]．拡張能障害があると診断した場合には左室収縮能が低下している例に準じて左房圧の推定を行う．なお，心筋障害に基づく拡張能障害との鑑別を要する病態の1つに収縮性心膜炎がある．左室および右室流入血流速波形のE波が増高し，その呼吸性変動が大であれば収縮性心膜炎を疑う．LVEFが低下している場合 (HFrEF) には基本的に拡張能障害は存在すると考えられ，E/A，E波高，E/e′，TRV，LAVIなどにより左房圧上昇の有無を評価する [15]．

# 6.
# 画像（MRI，CT，核医学検査，PET）(表11)

**表11　心不全における画像診断の推奨とエビデンスレベル**

| | 推奨クラス | エビデンスレベル | Minds推奨グレード | Mindsエビデンス分類 |
|---|---|---|---|---|
| **MRI** | | | | |
| **MRIによる心形態・心機能評価**<br>心エコー図検査による評価が困難な症例，先天性心疾患，右室の評価 | I | C | A | IVb |
| **遅延造影MRI**<br>他の検査にて評価が困難な場合の，虚血性心筋症と非虚血性心筋症の鑑別 | I | C | A | IVb |
| **遅延造影MRI**<br>非虚血性心筋症における基礎心疾患の同定 | IIa | C | B | IVb |
| **MRI T2強調画像**<br>心筋の炎症の評価 | IIa | C | B | V |
| **CT** | | | | |
| **冠動脈CT**<br>虚血性心疾患に対する低〜中等度の検査前確率を有する心不全患者における冠動脈疾患の除外 | IIa | C | B | IVa |

表11 心不全における画像診断の推奨とエビデンスレベル（続き）

| | 推奨クラス | エビデンスレベル | Minds推奨グレード | Mindsエビデンス分類 |
|---|:---:|:---:|:---:|:---:|
| **核医学** | | | | |
| **塩化タリウムまたはテクネチウム標識製剤を用いたSPECT**<br>虚血性心疾症における心筋虚血と心筋バイアビリティの評価 | I | B | A | II |
| **塩化タリウムまたはテクネチウム標識製剤を用いたSPECT**<br>拡張型心筋症における心筋血流の評価 | IIb | C | C1 | IVa |
| **心電図同期SPECT**<br>心エコー図検査によって評価困難な場合の，左室容積とLVEFの評価 | IIa | C | B | IVb |
| **I-123-BMIPP シンチグラフィ**<br>血流とI-123-BMIPP集積の乖離による虚血性心疾症と非虚血性心疾症の鑑別 | IIb | C | C1 | IVb |
| **I-123-MIBGシンチグラフィ**<br>心不全の重症度評価 | IIa | C | B | IVb |
| **I-123-MIBGシンチグラフィ**<br>拡張型心筋症における薬物治療の忍容性・効果予測と効果判定 | I | A | A | II |
| **心プールシンチグラフィ**<br>他の検査にて評価が困難な場合の，LVEFの評価 | I | B | B | III |
| **心プールシンチグラフィ**<br>他の検査にて評価が困難な場合の，右室の機能形態評価 | IIa | B | B | IVa |

| | 推奨クラス | エビデンスレベル | Minds推奨グレード | Mindsエビデンス分類 |
|---|---|---|---|---|
| **FDG PET**<br>他の方法によって評価が困難な場合の，心筋バイアビリティ評価 | IIb | C | C1 | IVb |
| **FDG PET**<br>心サルコイドーシスの活動性病変の検出 | I | C | A | IVb |

## 7.
# 心臓カテーテル法（血行動態・生検など）(表12)

表12　心不全における心臓カテーテルによる侵襲的評価法の推奨と
　　　エビデンスレベル

| | 推奨クラス | エビデンスレベル | Minds推奨グレード | Mindsエビデンス分類 |
|---|---|---|---|---|
| **冠動脈造影**<br>薬物抵抗性の心不全や狭心症を合併した患者，または有症候性心室不整脈あるいは心停止を合併した心不全患者 | I | C | B | IVb |
| **侵襲的肺動脈圧モニタリング**<br>ARDSや循環不全を呈する患者で，臨床的評価が不十分なとき | I | C | B | IVb |
| **冠動脈造影**<br>心不全の原因として虚血が疑われる場合 | IIa | C | B | V |
| **侵襲的肺動脈圧モニタリング**<br>心不全症状が持続，または血行動態が不安定な急性心不全患者 | IIa | C | B | IVa |
| **心内膜心筋生検**<br>治療に直接影響を及ぼすような特殊な疾患の診断確定目的 | IIa | C | B | V |
| **侵襲的肺動脈圧モニタリング**<br>利尿薬や血管拡張薬に対し良好に反応する正常血圧の有症候性急性心不全患者 | III | B | D | II |
| **冠動脈造影または心内膜心筋生検**<br>心不全患者に対するルーチン検査として | III | C | D | VI |

## 8.
## 運動耐容能 (表13[17]，14)

　心不全患者の活動能力を規定するもっとも重要な因子は運動耐容能である．運動耐容能の低下は心不全の主要な病態の1つであり，心不全の重症度を反映するだけでなく，日常生活の活動度の低下やQOLの悪化とも密接に関係する．

### 8.1
### NYHA心機能分類

　日常生活の身体活動能力に基づいた重症度分類である[6]．簡便であり，患者のQOLを反映している．一方，各クラスの判断基準となる具体的な日常活動レベルが曖昧であり，定量性・客観性に乏しい点が欠点である．とくに心不全の病歴が長い患者は，自らの活動を制限していることがあり，注意が必要である．

### 8.2
### 身体活動能力指数 (SAS)

　日常生活の具体的な活動を特定し，その運動量を metabolic equivalents (METs) に対応させた指標である[16,17]．この指標は心不全症状が出現する最小運動量を酸素消費により定量的に判定しようとするものである．

### 8.3
### 6分間歩行試験

　最大努力による6分間の歩行距離を測定する最大負荷試験である．6分間歩行距離は年齢や性別，身長，体重などの影響を受けることが知られており，海外では男女別の正常域の推定式が報告されているが[18]，日本人の正常域 (m) は $[454-0.87×年齢(歳)-0.66×体重(kg)]±82$ (2標準偏差) に身長 (m) を乗じたものが提唱されている[19]．

## 8.4
# 心肺運動負荷試験

運動耐容能のもっとも客観的な指標は最大運動時の酸素摂取量である。最高酸素摂取量（peak $\dot{V}O_2$）はトレッドミルや自転車エルゴメータを用いた症候限界性多段階漸増負荷法による心肺運動負荷試験（cardiopulmonary exercise testing; CPX）で評価する[20]。酸素摂取量は全身の機能（心機能，肺機能，末梢機能，および肺・体循環機能）を統合した指標であり[21]，予後評価[22-25]，心臓移植候補者の決定[22,25-27]，重症度評価[28]に有用である。

**表13　心不全における運動耐容能指標の対比の目安**

| NYHA 心機能分類 | 身体活動能力指数 （Specific Activity Scale;SAS） | %最高酸素摂取量 （% peak $\dot{V}O_2$） |
|---|---|---|
| I | 6 METs以上 | 基準値の80%以上 |
| II | 3.5〜5.9 METs | 基準値の60〜80% |
| III | 2〜3.4 METs | 基準値の40〜60% |
| IV | 1〜1.9 METs以下 | 施行不能あるいは 基準値の40%未満 |

NYHA心機能分類に厳密に対応するSASはないが，「室内歩行2 METs，通常歩行3.5 METs，ラジオ体操・ストレッチ体操4 METs，速歩5〜6 METs，階段6〜7 METs」をおおよその目安として分類した。専門家のコンセンサスのもと作成した分類の目安である。
（難病情報センター[17]より）

表14 心不全における運動耐容能評価の推奨とエビデンスレベル

|  | 推奨クラス | エビデンスレベル | Minds推奨グレード | Mindsエビデンス分類 |
|---|---|---|---|---|
| **問診**<br>運動能力,心理的状態,認識能力,社会的環境などの把握 | I | B | B | IVa |
| **心肺運動負荷試験**<br>心移植やその他の高度な治療適応の検討 | I | B | B | II |
| **心肺運動負荷試験**<br>労作時呼吸困難や易疲労性が運動制限因子となっている患者での原因の鑑別 | I | B | B | IVb |
| **最高酸素摂取量測定**<br>予後評価 | I | B | B | II |
| **心肺運動負荷試験**<br>運動処方の作成のため | IIa | B | B | II |
| **心肺運動負荷試験**<br>心房細動,ペースメーカ患者の心拍応答や至適プログラム決定,運動時の血圧,不整脈,身体活動の程度の評価,運動能力の変化と治療の評価など | IIa | B | B | II |
| **心肺運動負荷試験**<br>ルーチン検査として | III | C | C2 | VI |

# 第3章　心不全予防

　心不全は，食事，運動などの生活習慣の管理に加えて，心不全の危険因子に対する適切な治療，無症候性心不全例に対する投薬など多方面からの介入により，発症・進行（増悪）・再発を予防できる（**表15**）．

**表15　心不全予防のための危険因子に対する介入の推奨と
　　　　エビデンスレベル**

| | 推奨クラス | エビデンスレベル | Minds推奨グレード | Mindsエビデンス分類 |
|---|---|---|---|---|
| **高血圧** | | | | |
| 減塩や減量も含めた高血圧治療 | I | A | A | I |
| サイアザイド系利尿薬 | I | A | A | I |
| **冠動脈疾患** | | | | |
| 冠動脈疾患患者に対するACE阻害薬[*1] | I | A | A | I |
| 冠動脈疾患患者に対するスタチン | I | A | A | I |
| 左室収縮不全患者に対するACE阻害薬 | I | B | A | II |
| 心筋梗塞患者に対するβ遮断薬 | I | B | A | II |
| 心筋梗塞患者に対するMRA | I | B | A | II |
| 心筋梗塞発症3日以降28日までの完全閉塞梗塞責任冠動脈に対するPCI | III | B | C2 | II |

| | 推奨クラス | エビデンスレベル | Minds推奨グレード | Mindsエビデンス分類 |
|---|---|---|---|---|
| **肥満・糖尿病** | | | | |
| 減量や身体活動量の増加などによる一般的な生活習慣の改善 | I | A | A | I |
| 心血管病既往のある2型糖尿病患者に対するSGLT2阻害薬（エンパグリフロジン[*2]，カナグリフロジン[*3]） | I | A | B | II |
| 禁煙 | I | C | B | IVb |
| 節酒 | IIa | C | C1 | VI |
| 身体活動・運動習慣 | I | B | B | IVa |
| **その他** | | | | |
| 多職種による包括的なプログラム（教育など）とチーム医療 | I | C | C1 | VI |
| ワクチン接種などによる感染症予防 | IIa | C | B | IVb |

[*1]ACE阻害薬不耐例（とくに左室機能障害例）では，ARBの投与が推奨される。　[*2]EMPA-REG OUTCOME試験（エンパグリフロジン）[29]では，全例が心血管病既往例であった。　[*3]CANVAS試験（カナグリフロジン）[30]では，全体の34%が心血管高リスク一次予防例で，66%が心血管病既往例であった。また同試験では，わが国未承認用量も含まれていた。

　ステージA/Bでは心不全の発症予防に重点がおかれ，ステージC/Dでは心不全症状の改善に加えて，心不全の進行（増悪）・再発予防，生命予後の改善を図ることに重点がおかれるため（**図1**）[5]，心不全の予防と治療を明確に区別することは困難である。つまり，前者（ステージA/B）が狭義の心不全予防であり，後者（ステージC/D）も含めたものが広義の心不全予防である。

# 第4章　心不全治療の基本方針

## 1.
## 心不全の治療目標 (図1⁵⁾)

　本ガイドラインでは，心不全の発症・進展を4つのステージに分類しているが，ステージAとBは明らかに心不全ではなく，心不全発症リスクのステージである．このような心不全発症前のリスクであるステージにおける治療を，心不全の治療ガイドラインにあえて含めるのは，その予防がきわめて重要であるからにほかならない．

　各ステージにおける治療目標はステージの進行を抑制することにある．すなわち，ステージA（リスクステージ）では心不全の原因となる器質的心疾患の発症予防，ステージB（器質的心疾患ステージ）では器質的心疾患の進展抑制と心不全の発症予防，そしてステージC（心不全ステージ）では予後の改善と症状を軽減することを目標とする．ステージD（治療抵抗性心不全ステージ）における治療目標は，基本的にはステージCと同様であるが，終末期心不全では症状の軽減が主たる目標となる．（**図1**⁵⁾[p.10]）．

## 2.
## 心不全治療のアルゴリズム (図7)

　心不全の経過は多くの場合，慢性・進行性であり，急性増悪を反復することにより徐々に重症化し，ステージC（心不全ステージ）からステージD（治療抵抗性心不全ステージ）へと進展する．いずれのステージにおいても，多職種による疾病管理および運動療法を行う．さらに，心不全全般に渡るQOLの向上や治療法選択に関する意思決定支援を目的として，ステージC早期に緩和ケア導入を行う．

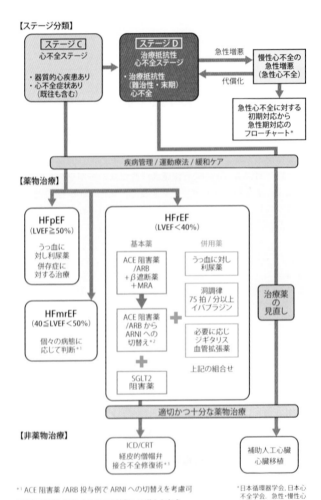

【ステージ分類】

ステージ C
心不全ステージ
・器質的心疾患あり
・心不全症状あり
（既往も含む）

ステージ D
治療抵抗性
心不全ステージ
・治療抵抗性
（難治性・末期）
心不全

急性増悪 →
← 代償化

慢性心不全の
急性増悪
（急性心不全）

急性心不全に対する
初期対応から
急性期対応の
フローチャート*

疾病管理 / 運動療法 / 緩和ケア

【薬物治療】

HFpEF
(LVEF≧50%)

うっ血に
対し利尿薬
併存症に
対する治療

HFmrEF
(40≦LVEF＜50%)

個々の病態に
応じて判断[*1]

HFrEF
(LVEF＜40%)

基本薬

ACE 阻害薬
/ARB
+β遮断薬
+MRA

ACE 阻害薬
/ARB から
ARNI への
切替え[*2]

SGLT2
阻害薬

併用薬

うっ血に対し
利尿薬

洞調律
75 拍 / 分以上
イバブラジン

必要に応じ
ジギタリス
血管拡張薬

上記の組合せ

治療薬の見直し

適切かつ十分な薬物治療

【非薬物治療】

ICD/CRT
経皮的僧帽弁
接合不全修復術[*1]

補助人工心臓
心臓移植

[*1] ACE 阻害薬 /ARB 投与例で ARNI への切替えを考慮可

[*2] ACE 阻害薬 /ARB 未使用で入院例への導入も考慮
（ただし、保険適用外）

[*1] 機能性, 重症僧帽弁逆流, EF≧20%

*日本循環器学会, 日本心
不全学会. 急性・慢性心
不全診療ガイドライン
(2017年改訂版). P. 79
図11参照

**図7　心不全治療アルゴリズム**

# 第5章　薬物治療

## 1.
## LVEFの低下した心不全（HFrEF）(表16〜18)

　収縮機能障害による心不全（HFrEF）の原因は，非虚血性の拡張型心筋症といわゆる虚血性心筋症に大別できる．これらの疾患においては交感神経系，レニン・アンジオテンシン・アルドステロン（RAA）系が賦活化され，進行性の左室拡大と収縮性の低下，すなわちリモデリングが生じ，死亡，心不全の悪化などのイベントにつながると考えられている．したがって，このような神経内分泌系を阻害することにより左室リモデリングを抑制し，心不全の予後を改善することが最近の慢性心不全治療の中心となっている．

### 1.1
### LVEFが軽度低下した心不全（HFmrEF）の薬物治療 (表19)

　この領域は収縮不全としての要素も混在するため，別途HFmrEFと区別する動きもある．この領域のエビデンスはほとんどがHFpEFとして一括されてきた．後述するように，HFpEFについては有効な治療薬はほとんど確立されていないが，HFmrEFにおいてはACE阻害薬・ARB・β遮断薬といったHFrEFと同じような治療薬がある程度有効とのデータも存在する[31]．

### 1.2
### 心不全ステージ別の薬物治療

#### 1.2.1
#### ステージC（心不全ステージ）

　ステージCにおける慢性期治療はLVEFに応じて選択する．HFrEF治療のもっとも重要な点は，予後改善が示されている

ACE阻害薬/ARB＋β遮断薬を初回診断時から，忍容性がある限り最大用いることである．これらにMRAを追加した薬物療法をHFrEFに対する基本治療薬とするが，効果が不十分な場合にはACE阻害薬/ARBをARNIへ切り替える．また，ACE阻害薬/ARBではなく，ARNIの初期導入も考慮する．さらに，糖尿病の有無にかかわらず，心不全悪化もしくは心血管死の複合イベント抑制を期待してSGLT2阻害薬の導入も考慮するが，SGLT2阻害薬の心不全治療における位置づけは更なる検証が必要である．併用薬として，心不全患者の多くで症状の改善には利尿薬が必要であるが，生命予後を改善するという明らかなエビデンスはなく，臓器うっ血に応じて用量を調整することが重要である．基本治療薬による治療を行っても症候性で，洞調律かつ75拍/分以上の心拍数の場合，イバブラジンの導入を考慮する．

### 1.2.2
## ステージD（治療抵抗性心不全ステージ）

　体液管理と薬物治療が適正か，もう一度見直す．心臓移植の適応について検討する（第9章 手術療法 3.心臓移植 [p.110]，**表63**，**64**，**65** 参照）．心臓移植や補助人工心臓の適応でない場合は，本人や家族の同意のもとで苦痛の解除を主眼とする緩和ケアを行う（詳細は第11章 緩和ケア [p.124] 参照）．

## 2.
## LVEFの保たれた心不全（HFpEF）（表20）

　これまでHFpEFに対する薬物療法として死亡率や臨床イベント発生率の低下効果が前向き介入研究で明確に示されたものはない．したがって，現段階では原疾患に対する基本的治療を基本とし，心不全症状を軽減させることを目的とした負荷軽減療法（うっ血，高血圧に対する介入），心不全増悪に結びつく併存症に対する治療を行うことが基本である．

**表 16 HFrEF における治療薬の推奨とエビデンスレベル**

| | 推奨クラス | エビデンスレベル | Minds推奨グレード | Mindsエビデンス分類 |
|---|---|---|---|---|
| **ACE阻害薬** | | | | |
| 禁忌を除くすべての患者に対する投与（無症状の患者も含む） | I | A | A | I |
| **ARB** | | | | |
| ACE阻害薬に忍容性のない患者に対する投与 | I | A | A | I |
| ACE阻害薬との併用 | IIb | B | C2 | II |
| **ARNI** | | | | |
| ACE阻害薬（または ARB），β遮断薬，MRAがすでに投与されている HFrEFにおいて，症状を有する（または効果が不十分）場合のACE阻害薬（または ARB）からの切替え | I | A | A | II |
| ACE阻害薬（または ARB）未使用の入院中のHFrEFへの投与を考慮*1 | IIa | B | B | II |
| HFpEFに対する投与を考慮 | IIb | B | C1 | II |
| **β遮断薬** | | | | |
| 有症状の患者に対する予後の改善を目的とした投与 | I | A | A | I |
| 無症状の左室収縮機能不全患者に対する投与 | IIa | B | A | II |
| 頻脈性心房細動を有する患者へのレートコントロールを目的とした投与 | IIa | B | B | II |

| | 推奨クラス | エビデンスレベル | Minds推奨グレード | Mindsエビデンス分類 |
|---|---|---|---|---|
| **MRA** | | | | |
| ループ利尿薬，ACE阻害薬がすでに投与されているNYHA心機能分類II度以上，LVEF<35%の患者に対する投与 | I | A | A | I |
| **SGLT2阻害薬** | | | | |
| 最適な薬物治療（最大量あるいは最大忍容量のβ遮断薬，ACE阻害薬［またはARB］およびMRA）が導入されているにも関わらず症候性で，収縮能の低下した（LVEF≦40%）慢性心不全患者への心不全悪化および心血管死のリスク低減を考慮したダパグリフロジン*2またはエンパグリフロジン*3の投与 | I | A | A | I |
| **イバブラジン** | | | | |
| 最適な薬物治療（最大量あるいは最大忍容量のβ遮断薬，ACE阻害薬［またはARB］およびMRA）にもかかわらず症候性で，洞調律かつ心拍数≧75拍/分のHFrEF（LVEF≦35%）患者への心不全入院および心血管死のリスク低減に考慮 | IIa | B | B | II |

表16 HFrEFにおける治療薬の推奨とエビデンスレベル（続き）

| | 推奨クラス | エビデンスレベル | Minds推奨グレード | Mindsエビデンス分類 |
|---|---|---|---|---|
| **イバブラジン（続き）** | | | | |
| ACE阻害薬（またはARB）およびMRAを投与されているものの，洞調律で安静時心拍数≧75拍/分の症候性HFrEF（LVEF≦35%）患者であるがβ遮断薬に不耐容あるいは禁忌である患者への心不全入院および心血管死のリスク低減に考慮 | IIa | C | B | III |
| **ループ利尿薬，サイアザイド系利尿薬** | | | | |
| うっ血に基づく症状を有する患者に対する投与 | I | C | C1 | III |
| **バソプレシンV₂受容体拮抗薬** | | | | |
| ループ利尿薬をはじめとする他の利尿薬で効果不十分な場合に，心不全における体液貯留に基づく症状の改善を目的として入院中に投与開始 | IIa | B | B | II |
| **炭酸脱水酵素阻害薬・浸透圧利尿薬など** | | | | |
| ループ利尿薬，サイアザイド系利尿薬，MRA以外の利尿薬 | IIb | C | C2 | III |
| **ジギタリス** | | | | |
| 洞調律の患者に対する投与（血中濃度0.8 ng/mL以下に維持） | IIa | B | C1 | II |
| 頻脈性心房細動を有する患者へのレートコントロールを目的とした投与 | IIa | B | B | II |

| | 推奨クラス | エビデンスレベル | Minds推奨グレード | Mindsエビデンス分類 |
|---|---|---|---|---|
| **経口強心薬** | | | | |
| QOLの改善，経静脈的強心薬からの離脱を目的とした短期投与 | IIa | B | C1 | II |
| β遮断薬導入時の投与 | IIb | B | C1 | II |
| 無症状の患者に対する長期投与 | III | C | D | III |
| **アミオダロン** | | | | |
| 重症心室不整脈とそれに基づく心停止の既往のある患者における投与 | IIa | B | C1 | II |
| **硝酸イソソルビドとヒドララジンの併用** | | | | |
| ACE阻害薬，あるいはARBの代用としての投与 | IIb | B | C2 | II |
| **その他** | | | | |
| カルシウム拮抗薬の，狭心症，高血圧を合併していない患者に対する投与 | III | B | C2 | II |
| Vaughan Williams分類I群抗不整脈薬の長期経口投与 | III | B | D | III |
| α遮断薬の投与 | III | B | D | II |

*1 日本では保険適用外であるが，欧州心臓病学会（ESC）の clinical practice update [32] においては考慮してもよいと記載されている．
*2 国内承認済，*3 国内未承認（【ポケット版注】2023年1月現在，国内承認済）

**表 17　HFrEF における推奨クラスごとの治療薬**

| 推奨クラス　I |
| --- |
| ACE阻害薬：禁忌を除くすべての患者に対する投与（無症状の患者も含む） |
| ARB：ACE阻害薬に忍容性のない患者に対する投与 |
| ARNI：ACE阻害薬（またはARB），β遮断薬，MRAがすでに投与されているHFrEFにおいて，症状を有する（または効果が不十分）場合の，ACE阻害薬（またはARB）からの切替え． |
| β遮断薬：有症状の患者に対する予後の改善を目的とした投与 |
| MRA：ループ利尿薬，ACE阻害薬がすでに投与されているNYHA心機能分類II度以上，LVEF＜35%の患者に対する投与 |
| SGLT2阻害薬：最適な薬物治療（最大量あるいは最大忍容量のβ遮断薬，ACE阻害薬[またはARB]およびMRA）が導入されているにも関わらず症候性で，収縮能の低下した（LVEF ≦ 40%）慢性心不全患者への，心不全悪化および心血管死のリスク低減を考慮したダパグリフロジン*1またはエンパグリフロジン*2の投与 |
| ループ利尿薬，サイアザイド系利尿薬：うっ血に基づく症状を有する患者に対する投与 |
| **推奨クラス　IIa** |
| ARNI：ACE阻害薬（またはARB）未使用の入院中のHFrEFへの投与*3 |
| ARNI：利用薬が投与されているNYHA心機能分類II度以上のHFmrEFにおけるACE阻害薬（またはARB）からの切替え． |
| β遮断薬：無症状の左室収縮機能不全患者における投与 |
| β遮断薬またはジギタリス：頻脈性心房細動を有する患者へのレートコントロールを目的とした投与 |
| イバブラジン：最適な薬物治療（最大量あるいは最大忍容量のβ遮断薬，ACE阻害薬[またはARB]およびMRA）にもかかわらず症候性で，洞調律かつ心拍数≧75拍/分のHFrEF（LVEF ≦ 35%）患者への，心不全入院および心血管死のリスク低減に考慮． |

| **推奨クラス　IIa** |
|---|
| イバブラジン：ACE阻害薬（またはARB）およびMRAを投与されているものの，洞調律で安静時心拍数≧75拍/分の症候性HFrEF（LVEF≦35%）患者であるがβ遮断薬に不耐容あるいは禁忌である患者への，心不全入院および心血管死のリスクを低減するために考慮． |
| バソプレシンV₂受容体拮抗薬：ループ利尿薬をはじめとする他の利尿薬で効果不十分な場合に，心不全における体液貯留に基づく症状の改善を目的として入院中に投与開始 |
| ジギタリス（血中濃度0.8 ng/mL以下に維持）：洞調律の患者に対する投与 |
| 経口強心薬：QOLの改善，経静脈的強心薬からの離脱を目的とした短期投与 |
| アミオダロン：重症心室不整脈とそれに基づく心停止の既往のある患者における投与 |

| **推奨クラス　IIb** |
|---|
| ARB：ACE阻害薬との併用 |
| 硝酸イソソルビドとヒドララジンの併用：ACE阻害薬，あるいはARBの代用としての投与 |
| 経口強心薬：β遮断薬導入時の併用 |
| 炭酸脱水酵素阻害薬・浸透圧利尿薬など：ループ利尿薬，サイアザイド系利尿薬，MRA以外の利尿薬 |

| **推奨クラス　III** |
|---|
| 経口強心薬：無症状の患者に対する長期投与 |
| カルシウム拮抗薬：狭心症，高血圧を合併していない患者に対する投与 |
| Vaughan Williams分類I群抗不整脈薬の長期経口投与 |
| α遮断薬の投与[33] |

\*¹国内承認済，\*²国内未承認（【ポケット版注】2023年1月現在，国内承認済）
\*³日本では保険適用外であるが，欧州心臓病学会（ESC）のclinical practice update[32]においては考慮してもよいと記載されている．

**表 18 HFrEF の薬物治療：薬剤名と用法・用量**

| 薬剤[*1] | 用法・用量 |
|---|---|
| **ACE阻害薬** | |
| エナラプリル | 2.5 mg/日より開始．維持量5～10 mg/日<br>1日1回投与 |
| リシノプリル | 5 mg/日より開始．維持量5～10 mg/日<br>1日1回投与 |
| **ARB** | |
| カンデサルタン | 4 mg/日より開始（重症例・腎障害では2 mg/日）<br>維持量4～8 mg/日（最大量12 mg/日）<br>1日1回投与 |
| **ARNI** | |
| サクビトリルバルサルタン | 100 mg/日より開始<br>維持量100，200または400 mg/日<br>忍容性があれば目標用量まで徐々に増量<br>1日2回投与 |
| **β遮断薬** | |
| カルベジロール | 2.5 mg/日より開始[*2] 維持量5～20 mg/日<br>1日2回投与 |
| ビソプロロール | 0.625 mg/日より開始[*2]<br>維持量1.25～5 mg/日1日1回投与 |
| **MRA** | |
| スピロノラクトン | 12.5～25 mg/日より開始<br>維持量25～50 mg/日1日1回投与 |
| エプレレノン | 25 mg/日より開始．維持量50 mg/日<br>1日1回投与 |
| **SGLT2阻害薬[*3]** | |
| ダパグリフロジン | 10 mg/日1日1回投与 |
| **$I_f$チャネル阻害薬** | |
| イバブラジン | 5 mg/日より開始<br>維持量5，10または15 mg/日<br>目標安静時心拍数50～60回/分に用量調節<br>1日2回投与 |

| 薬剤[*1] | 用法・用量 |
|---|---|
| **利尿薬** | |
| フロセミド | 40〜80 mg/日1日1回投与 |
| アゾセミド | 60 mg/日1日1回投与 |
| トラセミド | 4〜8 mg/日1日1回投与 |
| トルバプタン | 7.5〜15 mg/日1日1回投与 |
| トリクロルメチアジド | 2〜8 mg/日1日1回投与 |
| **抗不整脈薬** | |
| アミオダロン | 400 mg/日より開始，維持量200 mg/日1日1〜2回投与 |
| **ジギタリス** | |
| ジゴキシン | 0.125〜0.25 mg/日1日1回投与 |
| **経口強心薬** | |
| ピモベンダン | 2.5〜5.0 mg/日1日1回投与 |

[*1] 保険適用のある薬剤に限る。　[*2] 重症例では半量より開始．
[*3]【ポケット版注】SGLT2阻害薬エンパグリフロジン 10 mg/日 1日1回投与も保険適用を有している（2023年1月現在）．

**表19　HFmrEF における治療薬の推奨とエビデンスレベル**

| | 推奨クラス | エビデンスレベル | Minds推奨グレード | Mindsエビデンス分類 |
|---|---|---|---|---|
| **ARNI** | | | | |
| 利尿薬が投与されているNYHA心機能分類II度以上のHFmrEFにおいて，ACE阻害薬（またはARB）からの切替え | IIa | B | B | II |

**表 20 HFpEF における治療薬の推奨とエビデンスレベル**

| | 推奨クラス | エビデンスレベル | Minds推奨グレード | Mindsエビデンス分類 |
|---|---|---|---|---|
| **利尿薬** | | | | |
| うっ血に伴う自覚症状軽減目的での利尿薬投与 | I | C | C1 | VI |
| ループ利尿薬を選択する際には，長時間作用型を選択 | IIb | C | C1 | III |
| 急性心不全入院中に導入されたトルバプタンを，うっ血コントロールを目的として退院後も継続投与* | IIa | C | C1 | IVb |
| **ACE 阻害薬/ARB** | | | | |
| 臨床イベント発生抑制を目指して ACE阻害薬/ARBを忍容性のあるなかでできるだけ増量 | IIb | C | C1 | III |
| **ARNI** | | | | |
| HFpEFに対する投与を考慮 | IIb | B | C1 | II |
| **β遮断薬** | | | | |
| 臨床イベント発生抑制を目指してβ遮断薬を忍容性のあるなかでできるだけ増量 | IIb | C | C1 | III |
| **MRA** | | | | |
| 臨床イベント発生抑制を目指してMRAを忍容性のあるなかでできるだけ増量 | IIb | C | C1 | III |
| **硝酸薬** | | | | |
| 予後改善や活動度の向上を目指して硝酸薬を投与 | III | B | D | II |

* トルバプタンの導入は入院中に限る．その長期投与の有効性・安全性のデータはない．

# 第6章　非薬物治療

## 1.
## 植込み型除細動器（ICD）(表21, 22)

表21　ICDによる突然死二次予防の推奨とエビデンスレベル

| | 推奨クラス | エビデンスレベル | Minds推奨グレード | Mindsエビデンス分類 |
|---|---|---|---|---|
| 以下の両方を満たす患者<br>①器質的心疾患に伴う心不全患者<br>②持続性心室頻拍，心室細動，心臓突然死からの蘇生例 | I | A | A | I |
| 以下のいずれかを満たす患者<br>①慢性疾患による身体機能制限<br>②余命が1年以上期待できない例 | III | C | C2 | VI |

**表 22 ICD および WCD による突然死一次予防の推奨と**
**エビデンスレベル**

| | 推奨クラス | エビデンスレベル | Minds推奨グレード | Minsエビデンス分類 |
|---|---|---|---|---|
| **ICDの使用**<br>以下のすべてを満たす患者<br>①冠動脈疾患（心筋梗塞発症から40日以上経過）または非虚血性拡張型心筋症<br>②十分な薬物治療<br>③NYHA心機能分類Ⅱ度以上の心不全症状<br>④LVEF≦35%<br>⑤非持続性心室頻拍 | I | A | B | II |
| **ICDの使用**<br>以下のすべてを満たす患者<br>①冠動脈疾患（心筋梗塞発症から40日以上経過）または非虚血性拡張型心筋症<br>②十分な薬物治療<br>③NYHA心機能分類Ⅱ度以上の心不全症状<br>④LVEF≦35% | IIa | B | B | II |
| **ICDの使用**<br>以下のいずれかを満たす患者<br>①慢性疾患による身体機能制限<br>②余命が1年以上期待できない例 | III | C | C2 | VI |

| | 推奨クラス | エビデンスレベル | Minds推奨グレード | Mindsエビデンス分類 |
|---|---|---|---|---|
| **WCDの使用**（ICD適応判定・治療までの期間，急性心筋梗塞発症後40日未満，血行再建術後3ヵ月未満，心不全薬物治療導入後3ヵ月未満）以下のすべてを満たす患者<br>① 急性心筋梗塞例や低心機能に対し冠血行再建術を行った例，心不全に対して新規に薬剤導入を行った例<br>② 突然死の高リスク例<br>③ 経過中に心機能が変化する可能性がある例 | IIa | C | B | III |

## 2.
# 心臓再同期療法（CRT）(表23, 24)

### 表23　CRTの推奨とエビデンスレベル

| | 推奨クラス | エビデンスレベル | Minds推奨グレード | Mindsエビデンス分類 |
|---|---|---|---|---|
| **NYHA心機能分類 III/IV度** | | | | |
| 以下のすべてを満たす患者<br>①最適な薬物治療<br>②LVEF≦35%<br>③左脚ブロック<br>　QRS幅120ミリ秒以上<br>④洞調律 | I | A | A | I |
| 以下のすべてを満たす患者<br>①最適な薬物治療<br>②LVEF≦35%<br>③非左脚ブロック<br>　QRS幅150ミリ秒以上<br>④洞調律 | IIa | B | B | II |
| 以下のすべてを満たす患者<br>①最適な薬物治療<br>②LVEF≦35%<br>③非左脚ブロック<br>　QRS幅120〜149ミリ秒<br>④洞調律 | IIb | B | C1 | III |
| 以下のすべてを満たす患者<br>①最適な薬物治療<br>②LVEF＜50%<br>③ペースメーカあるいはICDの適応<br>④高頻度に心室ペーシングに依存することが予想される場合 | IIa | B | B | II |

| | 推奨クラス | エビデンスレベル | Minds推奨グレード | Mindsエビデンス分類 |
|---|---|---|---|---|
| 以下のすべてを満たす患者<br>① 最適な薬物治療<br>② LVEF ≦ 35%<br>③ 左脚ブロック<br>　QRS 幅 120 ミリ秒以上<br>　もしくは<br>　非左脚ブロック<br>　QRS 幅 150 ミリ秒以上<br>④ 高頻度でペーシングが可能<br>　な心房細動 | IIa | B | B | II |
| **NYHA心機能分類II度** | | | | |
| 以下のすべてを満たす患者<br>① 最適な薬物治療<br>② LVEF ≦ 30%<br>③ 左脚ブロック<br>　QRS 幅 150 ミリ秒以上<br>④ 洞調律 | I | B | B | II |
| 以下のすべてを満たす患者<br>① 最適な薬物治療<br>② LVEF ≦ 30%<br>③ 非左脚ブロック<br>　QRS 幅 150 ミリ秒以上<br>④ 洞調律 | IIa | B | B | II |
| 以下のすべてを満たす患者<br>① 最適な薬物治療<br>② LVEF ≦ 30%<br>③ QRS 幅 120 〜 149 ミリ秒<br>④ 洞調律 | IIb | B | C1 | III |

表 23 CRT の推奨とエビデンスレベル（続き）

| | 推奨クラス | エビデンスレベル | Minds推奨グレード | Mindsエビデンス分類 |
|---|---|---|---|---|
| 以下のすべてを満たす患者<br>①最適な薬物治療<br>②LVEF ＜ 50%<br>③ペースメーカあるいは ICDの適応<br>④高頻度に心室ペーシングに依存することが予想される場合 | IIa | B | B | II |
| **NYHA心機能分類I度** | | | | |
| 以下のすべてを満たす患者<br>①最適な薬物治療<br>②LVEF ＜ 50%<br>③ペースメーカあるいは ICDの適応<br>④高頻度に心室ペーシングに依存することが予想される場合 | IIb | B | B | II |
| **NYHA心機能分類I〜IV度** | | | | |
| 以下のいずれかを満たす患者<br>①慢性疾患による身体機能制限<br>②余命が 1 年以上期待できない例 | III | C | C2 | VI |

NYHA心機能分類III/IV度とII度では，推奨される対象患者（洞調律の場合）に以下のような相違点がある．
1) LVEF のカットオフ値：NYHA 心機能分類 III/IV 度では LVEF ≦ 35% に対し，II 度では LVEF ≦ 30%
2) QRS 幅 120〜149 ミリ秒の場合：NYHA 心機能分類 III/IV 度では左脚ブロックはクラス I，非左脚ブロックはクラス IIb に対し，II 度では左脚ブロック，非左脚ブロックにかかわらずクラス IIb

表24　植込み型デバイスの遠隔モニタリングの推奨と
　　　エビデンスレベル

| | 推奨クラス | エビデンスレベル | Minds推奨グレード | Mindsエビデンス分類 |
|---|---|---|---|---|
| 心臓植込み型デバイス装着患者での遠隔モニタリングの導入とその管理 | IIa | A | B | I |

## 3.
## 呼吸補助療法 (表25)

表25　心不全における ASV の推奨とエビデンスレベル

| | 推奨クラス | エビデンスレベル | Minds推奨グレード | Mindsエビデンス分類 |
|---|---|---|---|---|
| ガイドラインに基づく心不全治療の最適化が行われている心不全入院患者に対するうっ血に基づく症状軽減を目的としたASV | IIa | B | B | II |
| 上記の患者でASVが有効であり，それを中止することにより再度症状が悪化することが予想される場合のASVの継続 | IIa | C | B | VI |
| 心不全の改善後も必要性を再検討することなしにASVを継続使用 | III | C | C1 | VI |

## 4.
## 運動療法

　慢性心不全に対する運動療法の臨床的効果は以前から認識されていたが，その生理学的機序，ならびに安全性やQOL，生命予後，および医療経済的効果について明らかになったのは比較的最近である．運動療法を含む包括的心臓リハビリテーションは，慢性心不全の治療や予防ばかりでなく疾病管理プログラムとして今後重要性が増すと考えられる（**表26**）．現在報告されているエビデンスは欧米のものが多く，今後はわが国のエビデンス構築が望まれる．

表26　心不全における運動療法の推奨とエビデンスレベル

| | 推奨クラス | エビデンスレベル | Minds推奨グレード | Mindsエビデンス分類 |
|---|---|---|---|---|
| **HFrEF患者**<br>自覚症状の改善と運動耐容能改善を目的として，薬物療法と併用して実施 | I | A | A | I |
| **HFrEF患者**<br>QOLの改善および心事故減少，生命予後改善を目的として実施 | IIa | B | B | II |
| **運動耐容能低下を示すHFpEF患者**<br>運動耐容能改善を目的として実施 | IIa | C | B | IVa |
| **ICDまたはCRT-D植込み後の心不全患者**<br>運動耐容能改善およびQOL改善効果を目的として実施 | IIa | C | B | IVa |
| **薬物療法により安定した肺高血圧患者**<br>運動耐容能改善およびQOL改善を目的として，経験のある施設において監視下運動療法を考慮 | IIa | B | B | II |
| **デコンディショニングの進んだ患者や身体機能の低下した患者**<br>筋力ならびに筋持久力改善により日常生活活動やQOLの向上を目的としてレジスタンストレーニングを実施 | IIa | C | B | IVb |

# 第7章 併存症の治療 (表27〜41)

表27 心不全の併存症としての心房細動管理の推奨と
　　　エビデンスレベル

| | 推奨クラス | エビデンスレベル | Minds推奨グレード | Mindsエビデンス分類 |
|---|---|---|---|---|
| **急性心不全に合併した頻脈性心房細動に対する急性期治療** | | | | |
| 薬物治療で心拍数コントロールが困難な，血行動態の破綻する頻脈性心房細動に対して緊急的な電気的除細動を行う。 | I | C | C1 | VI |
| 心拍数調節を目的としたランジオロール静注を考慮する. | IIa | B | B | II |
| 心拍数調節を目的としたジゴキシン静注を考慮する. | IIa | C | B | II |
| 心拍数調節を目的としたアミオダロン静注を考慮してもよい. | IIb | C | C1 | IVb |
| 心機能低下例に対する心拍数調節を目的とした静注非ジヒドロピリジン系カルシウム拮抗薬の投与を行うべきではない. | III Harm | C | D | II |
| 心機能低下例に対する洞調律復帰・除細動後の洞調律維持を目的とした（遮断作用の強い）静注ナトリウムチャネル遮断薬の投与を行うべきではない. | III Harm | C | D | II |

| | 推奨クラス | エビデンスレベル | Minds推奨グレード | Mindsエビデンス分類 |
|---|---|---|---|---|
| **HFrEF（左室駆出率＜40%）に併存する心房細動に対する洞調律維持療法** | | | | |
| 洞調律維持を目的としたアミオダロン経口投与を考慮する. | IIa | B | B | IVb |
| 持続が1年未満で著明な左房拡大がない持続性心房細動に対する待機的電気的除細動を考慮する. | IIa | C | C1 | VI |
| 心拍数調節療法および心不全薬物治療に抵抗性の症候性心不全合併心房細動に対するカテーテルアブレーションを考慮する. | IIa | B | B | II |
| 洞調律復帰・除細動後の洞調律維持を目的とした（遮断作用の強い）経口ナトリウムチャネル遮断薬の投与を行うべきではない. | III Harm | A | D | II |

**表 27　心不全の併存症としての心房細動管理の推奨と
エビデンスレベル（続き）**

| | 推奨クラス | エビデンスレベル | Minds推奨グレード | Mindsエビデンス分類 |
|---|---|---|---|---|
| **HFrEF（左室駆出率＜40%）に併存する心房細動に対する心拍数調節療法** | | | | |
| 心拍数調節を目的に経口β遮断薬を少量から漸増投与する. | I | A | A | I |
| 薬剤による心拍数調節が困難な心房細動に対する両心室ペーシング療法＋房室結節アブレーションを考慮してもよい. | IIb | C | B | IVb |
| β遮断薬, ジゴキシンの単独あるいは併用投与で心拍数調節困難な患者への心拍数調節を目的としたアミオダロン経口投与を考慮してもよい. | IIb | C | C1 | VI |
| 心拍数調節を目的とした経口非ジヒドロピリジン系カルシウム拮抗薬の投与を行うべきではない. | III Harm | C | D | II |
| 心拍数調節を目的とした長期にわたる経口ジゴキシンの投与を行うべきではない. | III Harm | C | D | II |

| | 推奨クラス | エビデンスレベル | Minds推奨グレード | Mindsエビデンス分類 |
|---|---|---|---|---|
| **心不全に併存する心房細動に対する抗凝固療法** | | | | |
| CHADS₂スコア，HAS-BLEDスコアによる抗凝固療法に関する評価を行う． | I | B | A | IVb |
| 心不全に合併した心房細動に対する経口抗凝固療法（禁忌を除く）を行う． | I | A | A | I |
| 薬理学的・電気的除細動を予定している48時間以上持続性している心房細動患者に，施行前3週間，施行後4週間以上の抗凝固療法を行う． | I | B | A | II |
| 抗凝固療法が行われていない心房細動患者に対して経食道心エコー検査による心内血栓の除外後にヘパリン投与による電気的除細動を行う． | I | C | A | II |
| ワルファリンよりもDOACを第一選択として考慮する． | IIa | B | A | II |
| 虚血性心疾患に対する冠動脈インターベンション施行後，2剤の抗血小板療法と抗凝固療法の併用を考慮してもよい． | IIb | C | C2 | II |
| 人工弁（機械弁），リウマチ性僧帽弁疾患に対してDOACを使用すべきではない． | III Harm | B | D | II |

表28 心不全患者に併発する心室不整脈に対する治療の推奨と
　　　 エビデンスレベル

| | 推奨クラス | エビデンスレベル | Minds推奨グレード | Mindsエビデンス分類 |
|---|---|---|---|---|
| **心室不整脈誘因の除去**<br>精神的・肉体的ストレスや苦痛の軽減，電解質補正，心筋虚血の改善 | I | A | C1 | VI |
| **電気的除細動**<br>心室細動，血行動態が破綻する持続性心室頻拍 | I | C | C1 | VI |
| **ニフェカラント・アミオダロンの静脈内投与**<br>心室頻拍・心室細動の再発予防目的 | IIa | C | B | IVb |
| **経口アミオダロン**<br>ICD植込み後の心不全患者の致死性不整脈発症予防によるICD作動の回避目的 | IIa | B | B | I |
| **カテーテルアブレーション**<br>ICD植込み後の心不全患者の頻回の致死性不整脈発症に伴うICD作動の回避目的 | IIb | C | B | IVa |
| **経口抗不整脈薬**<br>低心機能症例における無症候性心室不整脈 | III | A | D | II |

表 29　心不全患者に併発する徐脈性不整脈に対する
　　　　ペースメーカ治療の推奨とエビデンスレベル

| | 推奨クラス | エビデンスレベル | Minds推奨グレード | Mindsエビデンス分類 |
|---|---|---|---|---|
| 徐脈による心不全症状があり，それが洞機能低下に基づく徐脈，洞房ブロック，洞停止あるいは運動時の心拍応答不全によるものであることが確認された場合，もしくは第2度，高度，第3度房室ブロックによるものであることが確認された場合（長期間必要不可欠な薬剤投与に関連する場合も含む） | I | C | A | VI |
| 徐脈性心房細動に伴う心不全症状がある場合（長期間必要不可欠な薬剤投与に関連する場合も含む） | I | C | A | VI |
| 心不全症状があるが徐脈性不整脈との関連が明らかでない場合 | IIa | C | B | VI |

表30 冠動脈疾患を合併した心不全に対する薬物治療の推奨と
エビデンスレベル

| | 推奨クラス | エビデンスレベル | Minds推奨グレード | Mindsエビデンス分類 |
|---|---|---|---|---|
| **ACE阻害薬** | | | | |
| うっ血性心不全や左室収縮障害を有する患者に対する投与 | I | B | A | I |
| 左心機能低下（LVEFが40%未満）や心不全を有するリスクの高い急性心筋梗塞患者に対する発症24時間以内の投与 | I | A | A | I |
| 心筋梗塞後の左心機能低下例に対する投与 | I | A | A | I |
| 左心機能低下はないが，高血圧や糖尿病の合併，あるいは心血管事故の発生リスクが中等度～高度の心筋梗塞患者への投与 | I | A | A | I |
| すべての急性心筋梗塞患者に対する発症後24時間以内の投与 | IIa | B | B | II |
| 心機能低下がなく心血管事故のリスクの低い心筋梗塞患者への投与 | IIa | B | B | II |
| **ARB** | | | | |
| ACE阻害薬不耐例で，心不全微候を有するかLVEFが40%以下の心筋梗塞例に対する急性期からの投与 | I | A | A | I |
| 腎機能悪化の懸念の少ない左室収縮不全を有する心筋梗塞症例に対するACE阻害薬と組み合せた投与 | IIb | B | C2 | II |

| | 推奨クラス | エビデンスレベル | Minds推奨グレード | Minds エビデンス分類 |
|---|---|---|---|---|
| **β遮断薬** | | | | |
| 低リスク*以外で禁忌のない患者に対する投与 | I | A | A | I |
| 中等度～高度の左心機能低下のある患者に対する漸増投与 | I | B | A | II |
| 低リスク*の患者に対する投与 | IIa | B | B | II |
| 冠攣縮の関与が明らかな患者に対する単独投与 | III | B | C2 | V |
| **MRA** | | | | |
| 中等度～高度の心不全において低用量で腎機能障害や高カリウム血症がない場合の投与 | IIa | B | B | II |

*心筋梗塞責任血管の再灌流療法に成功し，左心機能が正常かほぼ正常で，重篤な心室不整脈のないもの

**表 31 心不全を伴う弁膜症の治療に対する推奨とエビデンスレベル**

| | 推奨クラス | エビデンスレベル | Minds推奨グレード | Mindsエビデンス分類 |
|---|---|---|---|---|
| 高度な器質的僧帽弁あるいは大動脈弁疾患が基礎疾患である心不全の場合の弁置換/弁形成術（手術リスクが極度に高い場合を除く） | I | B | B | III |
| 二次性（機能性）僧帽弁閉鎖不全を有する心不全患者での，標準的心不全治療（薬物療法，CRTなど）を十分に行うことによる僧帽弁逆流の低減 | I | C | C1 | IVb |
| 症状を伴う LVEF が低下した low-flow，low-gradient の大動脈弁狭窄（大動脈弁口面積＜1.0 cm², 大動脈弁の平均圧較差＜40 mmHg）における大動脈弁置換術の適応を判断するためのドブタミンないし運動負荷エコー | IIa | C | C1 | IVb |
| 高度大動脈弁狭窄に基づく心不全であるが手術リスクが高いとハートチームで結論付けられ，余命が1年以上期待できる患者に対するTAVI | I | B | B | II |

表32　高血圧を合併した HFrEF に対する薬物療法の推奨と
　　　　エビデンスレベル

| | 推奨クラス | エビデンスレベル | Minds推奨グレード | Mindsエビデンス分類 |
|---|---|---|---|---|
| ACE阻害薬 | I | A | A | I |
| ARB（ACE阻害薬に忍容性のない患者に対する投与） | I | A | A | I |
| β遮断薬 | I | A | A | I |
| MRA | I | A | A | II |
| 利尿薬 | I | B | A | I |
| カルシウム拮抗薬* | IIa | B | B | II |

*長時間作用型のジヒドロピリジン系以外は陰性変力作用のため使用を
避けるべきである.

表33　高血圧を合併した HFpEF に対する治療の推奨と
　　　　エビデンスレベル

| | 推奨クラス | エビデンスレベル | Minds推奨グレード | Mindsエビデンス分類 |
|---|---|---|---|---|
| 適切な血圧管理 | I | B | B | II |
| 基礎疾患の探索と治療 | I | C | B | VI |

　クリニカルシナリオ（CS）3を除く急性心不全においては, 血管拡張薬や利尿薬が病態に応じて投与される. なお, 詳細についてはVIII. 急性心不全 (p.76) を参照.

表 34 心不全を合併した糖尿病に対する治療の推奨と
　　　 エビデンスレベル

| | 推奨クラス | エビデンスレベル | Minds推奨グレード | Minds エビデンス分類 |
|---|---|---|---|---|
| 食事や運動など一般的な生活習慣の改善も含めた包括的なアプローチを行う. | I | A | A | I |
| SGLT2阻害薬を投与する.（エンパグリフロジン，カナグリフロジン*，ダパグリフロジン） | I | A | A | I |
| チアゾリジン薬の投与を行うべきではない. | III Harm | A | D | I |

* CANVAS 試験[34] では，わが国未承認用量も含まれていた.

表35　CKD合併心不全に対する薬物治療の推奨とエビデンスレベル

| | 推奨クラス | エビデンスレベル | Minds推奨グレード | Mindsエビデンス分類 |
|---|---|---|---|---|
| **CKDステージ3**（eGFR 30〜59 mL/分/1.73m²） | | | | |
| β遮断薬 | I | A | A | I |
| ACE阻害薬 | I | A | A | I |
| ARB | I | B | A | II |
| MRA | I | A | A | I |
| ループ利尿薬 | I | C | C1 | VI |
| **CKDステージ4〜5**（eGFR＜30 mL/分/1.73m²） | | | | |
| β遮断薬 | IIa | B | B | II |
| ACE阻害薬 | IIb | B | C1 | III |
| ARB | IIb | C | C1 | IVb |
| MRA | IIb | C | C2 | V |
| ループ利尿薬 | IIa | C | C1 | VI |

**表 36 心不全を伴う高尿酸血症の管理の推奨とエビデンスレベル**

| | 推奨クラス | エビデンスレベル | Minds推奨グレード | Mindsエビデンス分類 |
|---|---|---|---|---|
| 血清尿酸値の心不全の予後マーカーとしての利用 | IIa | B | B | IVa |
| 心不全患者における高尿酸血症への治療介入 | IIb | B | C1 | II |

**表 37 COPD・気管支喘息を合併した心不全に対する検査と治療の推奨とエビデンスレベル**

| | 推奨クラス | エビデンスレベル | Minds推奨グレード | Mindsエビデンス分類 |
|---|---|---|---|---|
| **検査法** | | | | |
| COPD・気管支喘息を併存したHFrEFの診断のためのBNP測定 | I | A | A | I |
| **治療法** | | | | |
| COPD・気管支喘息を併存したHFrEFに対するACE阻害薬/ARB | I | A | A | I |
| COPDを併存したHFrEFに対するβ遮断薬 | I | A | A | I |
| 気管支喘息を併存したHFrEFに対するβ₁選択性が高いβ遮断薬の慎重投与 | IIa | B | B | II |
| COPD・気管支喘息の治療のHFrEF治療と並行した継続 | IIa | B | B | III |

表38　心不全に合併する貧血に対する治療の推奨とエビデンスレベル

| | 推奨クラス | エビデンスレベル | Minds推奨グレード | Mindsエビデンス分類 |
|---|---|---|---|---|
| **赤血球輸血**<br>過度の貧血が心不全を悪化させており，輸血で改善が期待される例 | IIb | C | C1 | V |
| 経口鉄剤 | III | B | D | II |
| ESA | III | B | D | II |

表39　心不全に合併する OSA に対する治療の推奨とエビデンスレベル

| | 推奨クラス | エビデンスレベル | Minds推奨グレード | Mindsエビデンス分類 |
|---|---|---|---|---|
| ガイドラインに準拠したCPAP治療<br>症候性OSA患者 | I | A | A | I |
| CPAP治療<br>中等度*以上の OSA を伴う LVEF の低下した心不全患者に対する左心機能の改善を目的 | IIa | A | B | I |
| CPAP治療<br>中等度*以上の OSA を伴う心不全患者の予後改善を目的 | IIb | C | C2 | III |

*中等度は AHI ≧ 15 と定義されることが一般的であるが，わが国の保険適用レベルは AHI ≧ 20 である．

**表 40　CSR-CSA 合併心不全患者に対する治療の推奨と
エビデンスレベル**

| | 推奨クラス | エビデンスレベル | Minds推奨グレード | Mindsエビデンス分類 |
|---|---|---|---|---|
| 心不全ガイドラインに準拠した心不全治療自体の最適化 | I | A | A | I |
| **CPAP療法**<br>中等度以上のCSR-CSAを合併する心不全患者に対して自覚症状，運動耐容能，左心機能改善を目的 | IIa | B | B | II |
| **ASV療法**<br>中等度以上の CSR-CSAを合併する心不全患者のうちCPAPに忍容性のない，あるいは CPAPが無効の HFpEF患者に対して自覚症状，運動耐容能改善を目的 | IIa | B | B | II |
| **ASV療法**<br>中等度以上の CSR-CSAを合併する心不全患者のうちCPAPに忍容性のない，あるいは CPAPが無効の HFrEF患者（LVEF ≦ 45%）に対して自覚症状，運動耐容能，左心機能改善を目的 | IIb | B | B | II |
| **漫然とした ASV療法の継続**<br>CSR-CSAを合併する HFrEF患者（LVEF ≦ 45%）に対して心不全の改善または安定化後もCSR-CSAの治療を目的 | III | A | C1 | II |

表41 SDB 合併心不全に対する在宅酸素療法の推奨とエビデンスレベル

| | 推奨クラス | エビデンスレベル | Minds推奨グレード | Mindsエビデンス分類 |
|---|---|---|---|---|
| **在宅酸素療法**<br>中等度[*]以上の CSR-CSA を伴う NYHA心機能分類Ⅲ度以上の HFrEF 患者（LVEF ≦ 45%）に対する心機能および自覚症状の改善を目的 | IIa | B | B | II |

[*]中等度は AHI ≧ 15 と定義されることが一般的であるが，わが国の保険適用レベルは AHI ≧ 20 である.

# 第8章　急性心不全

## 1.
## 定義・分類

　急性心不全とは，「心臓の構造的および/あるいは機能的異常が生じることで，心ポンプ機能が低下し，心室の血液充満や心室から末梢への血液の駆出が障害されることで，種々の症状・徴候が複合された症候群が急性に出現あるいは悪化した病態」である．ポンプ機能の低下は，大血管，弁，心膜，心筋，あるいは代謝などの異常に伴って引き起こされる．新規心不全発症も含む．

　急性心不全はさまざまな観点から分類が可能で，おのおのの分類には作成された意図があるため，それを十分理解し活用する必要がある．以下に，おもな分類を示す．

### 1.1
### CS分類

#### 1.1.1
#### 初期対応における臨床的分類：クリニカルシナリオ（CS）分類

　収縮期血圧を参考とした病態による分類で，**CS 1〜5の5つに分類される**．初期対応のために提唱された[35]．

　**CS 1**は>140 mmHgで主病態は肺水腫．充満圧上昇による急性発症で，血管性要因が関与し，全身性浮腫は軽度で，体液量が正常または低下している場合もある．

　**CS 2**は100〜140 mmHgで主病態は全身性浮腫．慢性の充満圧/静脈圧/肺動脈圧上昇による緩徐な発症で，臓器障害/腎・肝障害/貧血/低アルブミン血症が認められ，肺水腫は軽度である．

　**CS 3**は<100 mmHgで主病態は低灌流．発症様式は急性あ

るいは緩徐で，全身性浮腫/肺水腫は軽度，低血圧/ショックの有無により2つの病型がある．

**CS 4**の主病態は急性冠症候群で，急性心不全の症状・徴候がみられるが，トロポニン単独の上昇ではCS 4に分類しない．

**CS 5**の主病態は右心機能不全で，発症様式は急性あるいは緩徐であり，肺水腫はなく，右室機能障害，全身的静脈うっ血の徴候が認められる．

### 1.1.2
### 急性心不全病態分類

CS分類における初期対応のための病態分類であり，下記の3つに分類される．

1) 急性肺水腫
2) 全身的な体液貯留（溢水）
3) 低心拍出・低灌流（心原性ショック含む）

CS 1，2，3の病態に相当する．当然ながら1つの病態で把握できるものではなく，1，2，3の複合の病態において現時点でどの病態が主体であるかの再評価を行いながら，治療に活かしていくことが重要である．

### 1.2
### 心不全入院歴による分類

重症度を反映する分類として重要である．

1) 新規心不全（心不全入院歴なし）
2) 再入院心不全（心不全入院歴あり）

急性心不全は再入院を繰返すことで予後不良になることが示されており[36]，入院歴をその回数も含めて明確にすることは予後を含めた重症度を判定するうえできわめて重要である．

### 1.3
### Killip分類

急性心筋梗塞後の他覚的所見から分類するもので，肺野の聴診所見を主体とする重症度が予後に関連することが示されている（**表42**）[17]．

心不全の増悪因子の同定も重要である（**表43**）.

身体所見による血行動態的分類（Nohria-Stevenson分類），スワン・ガンツカテーテルによる血行動態的分類（Forrester分類），心不全症状の重症度による分類（NYHA心機能分類）については，第1章 総論 1. 定義・分類の項（p.6）を参照.

### 表42 Killip 分類

| クラスI | 心不全徴候なし |
|---|---|
| クラスII | 軽度〜中等度心不全<br>全肺野の50%未満の範囲で，ラ音を聴取<br>あるいは III 音を聴取 |
| クラスIII | 重症心不全<br>肺水腫，ラ音聴診領域が全肺野の50%以上 |
| クラスIV | 心原性ショック.<br>収縮期血圧90 mmHg未満，尿量減少，チアノーゼ，冷たく湿った皮膚，意識障害を伴う |

（Killip T, et al. 1967 [37]より作表）

### 表43 心不全の増悪因子

- 急性冠症候群
- 頻脈性不整脈（心房細動，心房粗動，心室頻拍など）
- 徐脈性不整脈（完全房室ブロック，洞不全症候群など）
- 感染症（肺炎，感染性心内膜炎，敗血症など）
- アドヒアランス不良（塩分制限，水分制限，服薬遵守などができない）
- 急性肺血栓塞栓症
- 慢性閉塞性肺疾患の急性増悪
- 薬剤（NSAIDs，陰性変力作用のある薬剤，癌化学療法など）
- 過度のストレス・過労
- 血圧の過剰な上昇
- ホルモン，代謝異常（甲状腺機能亢進・低下，副腎機能低下，周産期心筋症など）
- 機械的合併症（心破裂，急性僧帽弁閉鎖不全症，胸部外傷，急性大動脈解離など）

## 2.
## 診断

### 2.1
### 診断（表44）

　急性心不全の診断基準については国際的に明確なものは存在しないが，症状・徴候およびナトリウム利尿ペプチド（BNPあるいはNT-proBNP）を参考に診断する．急性心不全の診断は，フラミンガム診断基準[9]およびESCガイドライン[38]を参考に行う．しかし，この診断基準による診断精度などの検証は行われてない．特定の身体所見のみで診断することは困難であり，注意深い問診とともに症状および徴候など，複数の指標をもって判断する[39]．BNPやNT-proBNPなどのバイオマーカーは，診断・治療・予後の指標として重要である．BNP ≦ 100 pg/mLもしくはNT-proBNP ≦ 400 pg/mLの場合は急性心不全の可能性は低いと考えられるが[10]，完全に除外することはできないため，身体所見や各種検査を参考に診断する．

**表44　急性心不全の診断の推奨とエビデンスレベル**

| | 推奨クラス | エビデンスレベル | Minds推奨グレード | Mindsエビデンス分類 |
|---|---|---|---|---|
| 鑑別診断目的の来院時の，BNPあるいはNT-proBNPの測定 | I | A | A | I |
| 来院時の心電図・胸部X線・トロポニン・尿素窒素・クレアチニン・電解質・血糖・血算・肝機能・甲状腺機能の測定 | I | C | B | VI |
| 心エコー法による心機能評価 | I | C | B | VI |
| 肺エコー図検査による肺水腫および胸水貯留の評価 | IIa | B | B | III |

## 2.2
## 症状・徴候

### 2.2.1
### うっ血

　急性心不全患者のほとんどはうっ血を主訴に入院する．うっ血症状はベースラインからの心内圧の急激なさらなる上昇とともに出現する．うっ血所見は，左心系と右心系の2つに分けると理解しやすい．左房圧の上昇に伴い，初期は易疲労感，運動耐容能の低下などが出現する．進行すると発作性夜間呼吸困難，さらに進行すると起座呼吸など，安静時にも症状を自覚するようになる．

### 2.2.2
### 低心拍出・低灌流

　低心拍出の症状として，疲労感，脱力感，乏尿などがある．また，チアノーゼ，四肢冷感，食欲低下などがある．しかし，これらの症状はすべての患者に認められるわけではなく，複合された形で出現することに注意が必要である．

## 3.
# 治療方針・フローチャート

### 3.1
## 初期対応

　急性心不全は急性非代償性心不全（acute decompensated heart failure; ADHF）とも呼ばれ，急速に心原性ショックや心肺停止に移行する可能性のある逼迫した状態である．最寄りの冠動脈疾患集中治療室（CCU）あるいは集中治療室（ICU）を完備した高度な循環器診療ができる病院に搬送することが望ましい．

　患者搬入後の初期対応の目的は，**表45**のとおりである．そのためには，最近提唱されている臨床ガイダンスを参考に作成したフローチャート（**図8**）[40]に準じて早期に治療介入し，循環動態と呼吸状態の安定化を図る必要がある．

　酸素投与，呼吸管理については**表46**に推奨を示す．

　CCU/ICUの適応は**表47**である．その他の患者は一般病棟での管理も可能であるが，低心機能である場合は十分なモニタリングを行いながら対応する必要がある．

#### 表45　急性心不全の初期対応の目的

1. 患者の救命と生命徴候の安定化
2. 血行動態の改善と酸素化の維持
3. 呼吸困難などのうっ血症状・徴候の改善
4. 急性心不全の診断と急性冠症候群や肺血栓塞栓症の除外
5. 心臓のみならず他臓器障害の進展予防
6. 早期介入・早期改善によるICU/CCU滞在期間の短縮

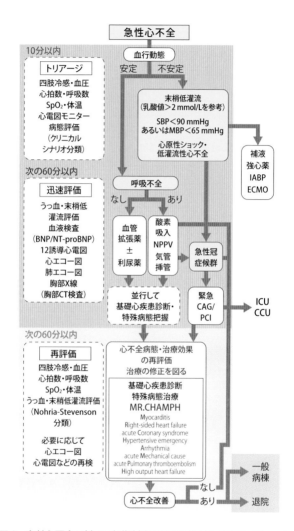

**図8 急性心不全に対する初期対応から急性期対応のフローチャート**
(Mebazaa A, et al. 2016 [40]) を参考に作図)

表46 急性心不全患者に対する酸素投与，呼吸管理の推奨と
　　　エビデンスレベル

| | 推奨クラス | エビデンスレベル | Minds推奨グレード | Mindsエビデンス分類 |
|---|---|---|---|---|
| 肺水腫あるいは COPD を合併する患者における静脈血 pH，$CO_2$，乳酸の測定．心原性ショック患者では動脈血での計測 | IIa | C | B | IVb |
| $SpO_2 < 90\%$ または $PaO_2 < 60$ mmHg の患者に対する低酸素補正のための酸素投与 | I | C | B | VI |
| 呼吸不全患者（呼吸数＞25回/分，$SpO_2 < 90\%$）に対するすみやかな陽圧呼吸（NPPV）の導入による呼吸苦の改善と気管挿管の回避 | I | A | A | I |
| 呼吸不全患者に対する上記の治療下でも<br>・低酸素<br>　（$PaO_2 < 60$ mmHg），<br>・$CO_2$ 貯留<br>　（$PaCO_2 > 50$ mmHg），<br>・呼吸性アシドーシス<br>　（pH＜7.35）<br>の改善が得られない場合の気管挿管 | I | C | B | VI |

表47 急性心不全における CCU/ICU 管理の適応

1. 気管挿管を要する，あるいはすでに挿管
2. 収縮期血圧が 90 mmHg 未満，あるいは平均動脈圧が 65 mmHg 未満を満たす低血圧，ショック
3. 酸素投与しても酸素飽和度＜90%
4. 努力性呼吸で呼吸数が＞25/分
5. 危険な不整脈の制御困難

特殊な病態に対する対応について，下記にまとめた．

## 1）心筋炎 (Myocarditis)

劇症型心筋炎の可能性を常に念頭に置き，心電図，心臓超音波などにより経過観察を行う．劇症型であっても早期治療を行い，対応を迅速にすれば予後改善は可能であることも多い．適宜，人工心臓を含む補助循環装置を使用する．詳細については，急性および慢性心筋炎の診断・治療に関するガイドライン[41]を参照のこと．

## 2）右心不全 (Right-sided heart failure)

まず右心不全に至った原因を同定し，それに合わせた治療戦略を選択することが重要である．肺動脈性肺高血圧症と診断された場合，重症であればプロスタサイクリン系静注薬を中心に，必要があれば3系統の肺高血圧治療薬の導入あるいは増量を考慮する．その際，心拍出量維持および改善のために必要に応じてドブタミンなどを併用する．収縮性心膜炎などの心疾患による右心不全も鑑別を要する．

## 3）急性冠症候群 (acute Coronary syndrome)

診断と治療は，急性冠症候群ガイドライン（2018年改訂版）[42]に準じて行うが，急性心不全を合併するACS患者は生命予後が不良であるため，迅速な冠動脈造影とPCIを行う．

## 4）高血圧緊急症 (Hypertensive emergency)

血管拡張薬の静注によるすみやかな降圧が必要．全身的な体液貯留を伴う場合は利尿薬を併用する．

## 5）不整脈 (Arrhythmia)

心室頻拍などの頻脈性不整脈が原因の場合にはアミオダロンの静注あるいは直流除細動が必要となる．高度の徐脈が急性心不全の原因であれば体外式ペースメーカを挿入する．繰り返す心室不整脈が急性心不全を悪化させる場合には，冠動脈造影などの原因精査とともに緊急アブレーションが必要な場合もある．

## 6）機械的合併症 (acute Mechanical cause)

ACSに合併する自由壁破裂，心室中隔穿孔，乳頭筋断裂，冠

動脈閉塞や穿孔などのPCI合併症，急性大動脈解離，感染性心内膜炎や機械弁における弁機能不全，胸部外傷などがある．診断には心エコー法が必須であり，緊急手術が必要なことが多い．

### 7）急性肺動脈血栓塞栓症（acute Pulmonary thromboembolism）

診断・治療は肺血栓塞栓症および深部静脈血栓症の診断，治療，予防に関するガイドライン（2017年改訂版）[43]に準じて行う．血行動態が破綻した患者では，血栓溶解療法，カテーテルによる血栓吸引，体外式補助循環や外科的血栓除去術が必要な場合もある．

### 8）高拍出性心不全（High output heart failure）

原因疾患として敗血症，甲状腺中毒症，貧血，短絡性心疾患，脚気心，パジェット病などがある．まずは病態を評価し，原因疾患を診断し，それに対する治療を優先する．原因疾患を治療しても病態が改善しない場合には，ほかに基礎疾患がないか検索することも重要である．

#### 3.2
## 急性期治療の基本方針

ICU/CCUに収容後，初期対応で開始した治療については，心不全症状および体重変化を含むうっ血評価による病態の変化を再評価し，必要に応じて修正を行うことが重要である（**表48**）．

**表48 急性心不全患者のモニタリングの推奨とエビデンスレベル**

| | 推奨クラス | エビデンスレベル | Minds推奨グレード | Minds エビデンス分類 |
|---|---|---|---|---|
| 入院時および入院後毎日の体重測定とボリュームバランスの計測 | I | C | B | VI |
| 心不全症候(呼吸困難,湿性ラ音,末梢浮腫,体重)の毎日の評価 | I | B | B | IVb |
| 腎機能(血中尿素窒素,クレアチニン),電解質(Na,Cl)の測定(とくに利尿薬,レニン・アンジオテンシン・アルドステロン系阻害薬使用時) | I | B | B | IVb |
| 心エコー法による血行動態の推定,原因疾患の評価 | I | C | B | VI |
| 血行動態が不安定な患者における動脈圧モニター | IIa | C | C1 | VI |
| スワン・ガンツカテーテルによる血行動態計測<br>1)適切な輸液にすみやかに反応しない心原性ショック<br>2)適切な治療手段に反応しないショック/ニアショックに合併する肺水腫<br>3)肺水腫が心原性であるか否かの診断 | I | C | B | IVb |
| スワン・ガンツカテーテルによる血行動態計測<br>薬物治療にもかかわらず低血圧,低灌流状態を繰り返す患者 | IIa | C | B | IVa |
| スワン・ガンツカテーテルによる血行動態計測<br>ルーチンの使用 | III | B | D | II |

## 3.3
## 急性心不全の病態と治療方針 (図9)[35, 44]

　急性心不全を生じる原因疾患はさまざまであるが，病態は急性心原性肺水腫，全身的な体液貯留，低心拍出による低灌流の3つの病態に集約できる．ただし，CS分類にあるように，ACSと特異的な病態である右心不全の病態は治療方針が異なるので，その判断を早期に行うことが大切である．また，初期対応とともにその病態に合わせた治療を同時に行う必要がある．この際，臨床的うっ血を重症度を含めて参考に評価し，その改善経過をしっかりと把握することが重要である．心不全治療薬を服用している患者が急性心不全で入院しても，基本的に服薬は継続すべきである．コントロールできない低血圧，組織低灌流，高度の徐脈，高カリウム血症，透析を要するような腎機能障害などでは服薬の減量あるいは中止が必要になることもある．しかし，病態が安定したら，服薬再開あるいは目標用量まで増量することを忘れてはならない．とくに，β遮断薬は急性心不全になっても心原性ショックでなければそのまま継続することが望ましい．急性心不全で入院した患者においてβ遮断薬を中止すると院内死亡が増加し，短期の再入院や死亡も増加することがメタ解析で示されている[45]．

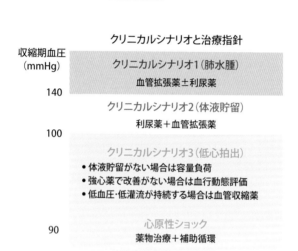

図 9　急性心不全の初期対応から急性期病態に応じた治療の基本方針
(Mebazaa A, et al. 2008 [35]), Stevenson LW. 1999 [44]) を参考に作図)

うっ血の有無
wet または dry

肺うっ血　頚静脈怒張
起座呼吸・　肝腫大, 腹水, 食思不振
発作性夜間呼吸困難
末梢浮腫

低灌流の有無
cold または warm

四肢冷感　意識低下
冷汗　脈拍微弱
乏尿

## Nohria-Stevenson分類と治療指針

|  | dry | wet |
|---|---|---|
| **warm** | うっ血なし<br>血圧・末梢循環維持<br>経口心不全薬の調整 | うっ血あり<br>血圧上昇型<br>血管拡張薬±利尿薬<br><br>うっ血あり<br>血圧維持型<br>利尿薬＋血管拡張薬<br>利尿薬抵抗性は限外濾過 |
| **cold** | 体液量減少（脱水）<br>血圧低下・末梢循環不全<br>輸液<br>循環不全が遷延すれば<br>強心薬 | うっ血あり, 末梢循環不全<br>血管拡張薬±強心薬<br>うっ血あり,<br>血圧低下・末梢循環不全<br>強心薬（血管収縮薬も）<br>血圧維持後に利尿薬<br>反応のない時は補助循環 |

　心原性ショックは，出血や脱水などに伴う循環血漿量の低下や前負荷不足を除外され，収縮期血圧が90 mmHg未満，あるいは平均動脈圧65 mmHg未満で組織低灌流サインが認められる状態である．組織低灌流のサインとして，身体所見のみならず，血中乳酸値上昇（2 mmol/L, 18 mg/dL）を参考にする（**表49**）．

**表49　心原性ショック患者に対する治療の推奨とエビデンスレベル**

| | 推奨クラス | エビデンスレベル | Minds推奨グレード | Mindsエビデンス分類 |
|---|---|---|---|---|
| 補助循環の装着できる設備の整ったICU/CCUへの搬入 | I | C | B | VI |
| 心電図と動脈血圧の連続モニター | I | C | B | VI |
| 体液貯留が認められない患者における生理食塩水あるいはリンゲル液の急速輸液（15〜30分で200 mL以上） | I | C | B | V |
| 心拍出量を増加させるための強心薬（ドブタミン）投与 | IIa | B | B | III |
| 末梢循環不全が改善しない患者で収縮期血圧を維持するための血管収縮薬（ノルアドレナリン）投与 | IIa | B | B | III |
| IABPのルーチン使用 | III | B | D | II |
| 患者の年齢，高次脳神経機能，合併症，社会的要因を考慮したうえでの補助循環の短期使用 | IIb | C | C1 | VI |

ACSに関しては，急性冠症候群ガイドライン（2018年改訂版）[42]に準ずる．

### 3.4
## 急性心不全から慢性期へ (表50)

　状態が安定し，CCU/ICUから一般病棟に転棟した患者には，引き続き原因疾患に対する治療を行う．心不全症状や徴候が軽快し，体液貯留が消失し（euvolemia），解消されればガイドラインに準じた心不全治療薬の開始と到達目標への増量を試みる段階に進む．それとともに心臓リハビリテーションを早期から開始し，早期離床を目指す．

### 表50　急性心不全患者の慢性期に向けての治療

1. 心不全の原因と合併疾患の診断と治療．
2. 心不全症候および心機能改善を目的とした加療（利尿薬あるいは血管拡張薬など）．
3. HFrEF患者に対しては，RAA系抑制薬とβ遮断薬を開始し，目標用量に向けて増量．HFpEF患者に対しては，標準的な薬物療法は確立されておらず，高血圧などのリスクに関する加療を強化．
4. 適応があればICD，CRT/CRT-Dなどのデバイス治療を考慮．

### 3.5
## 退院から外来治療

　心不全増悪による再入院は退院後早期に多いと考えられるため，患者の状態に応じて早期の外来受診を考慮する必要がある．退院後の治療目標は，下記の通り．

1) 症状の増悪，QOLの低下を予防し，生命予後の改善を得る
2) 早期再入院を防ぐ
3) 地域病院と連携した包括的地域連携パスを作成して，患者の生活習慣への介入を行う
4) 退院後もβ遮断薬などの標準治療薬の目標量までの増量を試みる
5) 必要であればデバイス治療の適応を考慮する

　外来通院での心不全管理については第4章 心不全治療の基本方針 (p.38)，第7章 併存症の治療 (p.60) を参照．

## 4.
## 薬物治療 (表51, 52)

表51　急性心不全に使用する薬剤の推奨とエビデンスレベル

| | 推奨クラス | エビデンスレベル | Minds推奨グレード | Mindsエビデンス分類 |
|---|---|---|---|---|
| **利尿薬** | | | | |
| **ループ利尿薬** | | | | |
| 急性心不全における体液貯留に対する静注および経口投与 | I | C | B | II |
| 1回静注に抵抗性のある場合の持続静脈内投与 | IIa | B | B | IVb |
| **バソプレシンV₂受容体拮抗薬（トルバプタン）** | | | | |
| ループ利尿薬をはじめとする他の利尿薬で効果不十分な場合の体液貯留に対しての投与（高ナトリウム血症を除く） | IIa | A | B | II |
| 低ナトリウム血症を伴う体液貯留に対しての投与 | IIa | C | C1 | II |
| **MRA** | | | | |
| ループ利尿薬による利尿効果減弱の場合の併用投与 | IIb | C | C1 | III |
| 腎機能が保たれた低カリウム血症合併例に対する投与 | IIa | B | B | II |
| 腎機能障害，高カリウム血症合併例に対する投与 | III | C | D | VI |
| **サイアザイド系利尿薬** | | | | |
| フロセミドによる利尿効果減弱の場合の併用投与 | IIb | C | C1 | III |

表51 急性心不全に使用する薬剤の推奨とエビデンスレベル（続き）

| | 推奨クラス | エビデンスレベル | Minds推奨グレード | Mindsエビデンス分類 |
|---|---|---|---|---|
| **血管拡張薬** | | | | |
| **硝酸薬** | | | | |
| 急性心不全や慢性心不全の急性増悪時の肺うっ血に対する投与 | I | B | A | II |
| **ニコランジル** | | | | |
| 急性心不全や慢性心不全の急性増悪時の肺うっ血に対する投与 | IIb | C | C1 | II |
| **カルペリチド** | | | | |
| 非代償性心不全患者での肺うっ血に対する投与 | IIa | B | B | II |
| 難治性心不全患者での強心薬との併用投与 | IIa | B | C1 | II |
| 重篤な低血圧，心原性ショック，急性右室梗塞，脱水症患者に対する投与 | III | C | C2 | VI |
| **カルシウム拮抗薬** | | | | |
| 高血圧緊急症に対するニフェジピンの舌下投与 | III | C | D | IVb |

| | 推奨クラス | エビデンスレベル | Minds推奨グレード | Mindsエビデンス分類 |
|---|---|---|---|---|
| **強心薬・昇圧薬** | | | | |
| **ドブタミン** | | | | |
| ポンプ失調を有する肺うっ血患者への投与 | IIa | C | B | II |
| **ドパミン** | | | | |
| 尿量増加や腎保護効果を期待しての投与 | IIb | A | C2 | II |
| **ノルアドレナリン** | | | | |
| 肺うっ血と同時に低血圧を呈する患者へのカテコラミン製剤との併用投与 | IIa | B | B | III |
| **PDE III阻害薬** | | | | |
| 非虚血性のポンプ失調と肺うっ血に対する投与 | IIa | A | B | II |
| 虚血性のポンプ失調と肺うっ血に対する投与 | IIb | A | B | II |
| 心拍出量の高度低下に対してのドブタミンとの併用投与 | IIb | C | C1 | IVb |
| **心拍数調節薬** | | | | |
| **ジギタリス** | | | | |
| 頻脈誘発性心不全における心房細動の心拍数コントロール目的での投与 | I | A | B | II |
| **ランジオロール** | | | | |
| 頻脈誘発性心不全における心房細動の心拍数コントロール目的での投与 | I | C | B | II |

**表 52　急性心不全の急性期に静脈投与する薬剤の用法・用量**

| 薬剤 | 用法・用量 |
|---|---|
| モルヒネ | 5〜10 mg/Aを希釈して2〜5 mgを3分かけて静注 |
| フロセミド | 10〜120 mgを1回静注もしくは1〜2 mg/時で開始し，1〜5 mg/時で持続投与 |
| カンレノ酸カリウム | 1回100〜200 mgを10〜20 mLに溶解して緩徐に静注．漫然と長期にわたって投与せず，1日投与量として600 mgを越えないようにする |
| ジゴキシン | 0.125〜0.25 mgを緩徐に静注 |
| ドパミン | 0.5〜5 μg/kg/分で開始，0.5〜20 μg/kg/分で持続投与．中止時は漸減し，最少量・最短期間を心がける |
| ドブタミン | 0.5〜5 μg/kg/分で開始，0.5〜20 μg/kg/分で持続投与．中止時は漸減し，最少量・最短期間を心がける |
| ノルアドレナリン | 0.03〜0.3 μg/kg/分で開始し，持続投与 |
| ミルリノン | 0.05〜0.25 μg/kg/分で開始し，0.05〜0.75 μg/kg/分で持続投与 |
| オルプリノン | 0.05〜0.2 μg/kg/分で開始し，0.05〜0.5 μg/kg/分で持続投与 |
| コルホルシンダロパート | 0.1〜0.25 μg/kg/分で開始し，持続投与 |
| ニトログリセリン | 0.5〜10 μg/kg/分で開始し，持続投与 |
| 硝酸イソソルビド | 1〜8 mg/時で開始し，持続投与 |
| ニコランジル | 0.05〜0.2 mg/kg/時で開始し，持続投与 |
| ニトロプルシド | 0.5〜3 μg/kg/分で開始し，持続投与 |
| カルペリチド | 0.0125〜0.05 μg/kg/分で開始し，0.2 μg/kg/分までの用量で持続投与 |
| ランジオロール | 1 μg/kg/分で開始し，心拍数，血圧により漸増・漸減し1〜10 μg/kg/分で持続投与 |

## 5.
# 非薬物治療

### 5.1
## 人工呼吸管理 （表53）

#### 5.1.1
## 酸素療法，NPPV

表 53　急性心不全に対する NPPV の適応・禁忌・気管挿管への
　　　　移行基準

| NPPVの一般的適応条件 |
|---|
| ① 意識があり，協力的である |
| ② 気道が確保できている |
| ③ 喀痰の排出ができる |
| ④ 顔面の外傷がない |
| ⑤ マスクをつけることが可能 |

| NPPV禁忌事項 |
|---|
| ① ドレナージされていない気胸がある |
| ② 嘔吐，腸管の閉塞，活動性消化管出血がある |
| ③ 大量の気道分泌物がある |
| ④ 誤嚥の危険性が高い |

| NPPVから気管挿管への移行基準 |
|---|
| ① 患者の病態が悪化 |
| ② 動脈血ガス分圧が改善しない，または悪化 |
| ③ 気胸，痰の滞留，鼻梁のびらんなどのあらたな症状，または合併症の出現 |
| ④ 症状が軽減しない |
| ⑤ 意識レベルの悪化 |

### 5.1.2
## 気管挿管による人工呼吸管理

　NPPVによっても呼吸状態や動脈血液ガスの改善が認められない患者，あるいは意識障害，咳反射や喀痰排出困難な患者に対しては，気管挿管による人工呼吸管理が適応となる（**表53**）.
　この方法は肺内ガス交換の改善，呼吸筋労作の軽減による自覚症状軽減，胃液逆流による誤嚥予防などに有効である．しかし，気道損傷，出血，肺過膨張による肺損傷などの合併症リスクを伴うこと，気管挿管や人工呼吸管理において麻酔薬や筋弛緩薬など循環器系に不利な影響を与える薬剤の使用が必要になること，挿管中の栄養管理，抜管までの離脱過程に時間を要することなどの新たな課題が生じることも念頭に置くべきである.

### 5.1.3
## 人工呼吸からの離脱と抜管

　人工呼吸に至った原因が取り除かれ，$FiO_2 < 0.5$，$PEEP < 5 \sim 10\ cmH_2O$で$PaO_2 \geqq 60\ mmHg$であれば人工呼吸管理からの離脱を検討する（**表54**）[46]．離脱は，まず鎮静を中止し意識がクリアになったのち，自発呼吸トライアル（SBT）を開始し，SBTが成功した場合には抜管に備える．抜管基準は，1回換気量200 mL以上，$CPAP\ 5\ cmH_2O$かつ$FiO_2\ 0.4$で$PaO_2 \geqq 80\ mmHg$である.

**表54　急性心不全に対する人工呼吸器の離脱条件**

| |
|---|
| 1. 急性期の病態改善 |
| 2. 適切な咳ができる |
| 3. 十分な酸素化能（$FiO_2 < 0.5$ で $PaO_2 \geqq 60\ mmHg$） |
| 4. 循環動態の安定（心拍数 140 拍 / 分未満，血圧の安定，昇圧薬なし，あるいは最小限使用） |
| 5. 発熱がない（体温 38℃以下） |
| 6. 呼吸性アシドーシスがない |
| 7. 適切なヘモグロビン量（8～10 g/dL 以上） |
| 8. 適切な精神状態 |
| 9. 適切な電解質 |

（MacIntyre NR, et al. 2001 [46] を参考に作成）

## 5.2
### ペーシング（心臓再同期療法および他のペーシング）による管理（表55）

表55　急性心不全に対するペーシング（心臓再同期療法および他のペーシング）による管理の推奨とエビデンスレベル

| | 推奨クラス | エビデンスレベル | Minds推奨グレード | Mindsエビデンス分類 |
|---|---|---|---|---|
| 血行動態の悪化や一過性の脳虚血症状を生じる徐脈があり，アトロピンに無反応な場合の，すみやかな緊急一時ペーシング | I | C | C1 | VI |
| 急性心不全の超急性期における心臓再同期療法 | IIb | C | C2 | VI |

## 5.3
### 急性血液浄化治療（表56）

表56　急性心不全における血液浄化療法の推奨とエビデンスレベル

| | 推奨クラス | エビデンスレベル | Minds推奨グレード | Mindsエビデンス分類 |
|---|---|---|---|---|
| **血液濾過** | | | | |
| 体外限外濾過法（ECUM） | IIb | B | C2 | II |
| 持続的静脈静脈血液濾過（CVVH），ただし，容量負荷があり，血行動態が安定している患者 | IIb | B | C2 | II |
| **血液透析** | | | | |
| 血液透析 | IIb | B | C2 | II |
| 腹膜透析 | IIb | B | C2 | II |
| **血液透析濾過** | | | | |
| 持続的血液濾過透析（CHDF） | IIb | B | C2 | II |

## 5.4
## 急性心不全時の手術適応と方法
（心タンポナーデ，急性弁膜症）

### 5.4.1
### 心タンポナーデ

　特徴的徴候としてベックの3徴（Beck's triad；頚静脈怒張，低血圧，心音減弱），奇脈，クスマウル徴候（Kussmaul sign）がある．臨床症状のみから診断を下すことは困難な例があり，疑われる場合は心膜液貯溜の確認に心エコー検査を行う[47, 48]．緊急時にはベッドサイドにて心エコーガイド下に穿刺，ドレナージを行う．

### 5.4.2
### 急性弁膜症

　急性弁膜症はいずれの心臓弁でも発症しうる．ただし，左心系心臓弁膜症の発症率が高く，また緊急的な処置を必要とする．

#### a. 急性大動脈弁逆流症[49]

　急性の大動脈弁逆流症（AR）は，その原因疾患からみても内科的に心不全のコントロールが困難な状況下で発症しており，外科治療の適応について早急に検討する．大動脈基部の解離による急性ARはとくに緊急外科的介入が必要であり，疑わしい患者では経食道心エコーが必要となる[50, 51]．血管拡張薬や強心薬は駆出血流を増加させ，左室拡張末期圧を減少させる．外科手術の準備が整うまでの間の血行動態維持に役立つ．IABPは禁忌である．

#### b. 急性僧帽弁閉鎖不全症[49]

　急性発症の僧帽弁閉鎖不全症（mitral valve regurgitation；MR）では，急速な左室および左房への容量負荷が発生し，肺水腫や心原性ショックを呈する．血管拡張薬，カテコラミン薬の投与によって血行動態の改善が得られない患者では緊急手術の適応となる．

　急性発症の重症MR，とくに器質的・構造的MRに対し内科

治療が反応しない患者では，速やかに外科的治療に移行する．IABPは手術準備が整うまでの間，患者の血行動態を安定させる．

## 5.5
## 急性心筋梗塞の機械的不全の治療

急性心筋梗塞における機械的合併症は，急性期の脆弱な心筋組織の破綻により生じ，部位により左室自由壁破裂，心室中隔穿孔，僧帽弁乳頭筋不全がある．いずれも心原性ショックに陥る緊急度の高い病態で緊急手術の適応となる[52,53]．

### 5.5.1
### 左室自由壁破裂

徐々に血性心膜液が貯留して心タンポナーデ状態となるoozing (slow-rupture) 型と，急激に破裂するblow-out型がある．前者の場合にはショックに陥る前に診断が可能で，心膜ドレナージ後に手術を行う．しかし後者では，瞬時に無脈性電気活動 (pulseless electrical activity; PEA) となり致命的である．破裂後迅速に診断，PCPSを開始して全身循環を確保したうえで，ただちに外科的手術に移行する．

### 5.5.2
### 心室中隔穿孔

通常，急激に血行動態が破綻し，低血圧，両心不全症状（ときに右心不全が主体），それにあらたに発生した汎収縮期心雑音が認められるのが特徴である．確定診断は心エコー検査におけるシャント血流の存在や，右心カテーテルでの肺動脈での酸素飽和度ステップアップによりなされる．

心原性ショックをきたしている患者では緊急手術が必要である．手術までは，血管拡張薬による後負荷軽減，左室圧減少，シャント血流量の減少，強心薬による心拍出量の増加，利尿薬，IABPにより血行動態の安定化を図る．心不全症状をきたしていない患者では慢性期（急性心筋梗塞発症後数週間）まで待ち，待機的に手術を行う．

### 5.5.3
## 僧帽弁乳頭筋不全[54] (表57)

表57 急性心筋梗塞の急性 MR に対する侵襲的治療の推奨と
エビデンスレベル

| | 推奨クラス | エビデンスレベル | Minds推奨グレード | Mindsエビデンス分類 |
|---|---|---|---|---|
| 早急なIABPの挿入による外科的修復 | I | B | C1 | IVa |
| CABGの追加 | I | B | C1 | IVa |

## 5.6
## 急性心不全のリハビリテーション（表58）

急性心不全における心臓リハビリテーションの目的は，
1) 早期離床による過剰な安静の弊害（身体的・精神的デコンディショニング，褥瘡，肺塞栓症など）の防止
2) 迅速かつ安全な退院と社会復帰プランの立案・共有と実現
3) 運動耐容能の向上によるQOLの改善
4) 患者教育と疾病管理による心不全再発や再入院の防止

である．心不全患者では，長期安静臥床による身体的・精神的デコンディショニングや廃用症候群，さらには低栄養や炎症性サイトカイン上昇による骨格筋萎縮（心臓性悪液質［cardiac cachexia]）をきたしやすいことから，急性心不全早期からの理学療法・運動療法と教育・カウンセリングからなる心臓リハビリテーション導入が重要である．心不全安定後は，包括的な心臓リハビリテーションプログラムを開始し，退院後に外来心臓リハビリテーションに移行して疾病管理を継続することが望ましい[55]．

### 表58　急性心不全のリハビリテーションの推奨とエビデンスレベル

| | 推奨クラス | エビデンスレベル | Minds推奨グレード | Mindsエビデンス分類 |
|---|---|---|---|---|
| すべての患者に対する再発予防・自己管理についての教育プログラム | I | C | C1 | VI |
| 静注強心薬投与中で血行動態の安定した心不全患者に対する厳重な監視下での低強度レジスタンストレーニングなどのリハビリテーション | IIb | C | C1 | V |
| すべての患者に対する心不全安定後の包括的心臓リハビリテーションプログラム | IIa | C | C1 | VI |

# 第9章　手術療法

## 1.
## 手術・TAVI

　心不全に対する手術療法とは，不全心の原因となる冠疾患，弁膜症（p.68，**表31**），心筋症に対する外科治療となる．心筋症に対する外科治療については2.補助循環（p.104），3.心臓移植（p.110）も参照のこと．

　心筋症に対する左室形成術について，外科的に左室を縮小させることがリモデリングを起こしている心筋に対する壁張力をいかに減少させ，リモデリングを戻しうるかはいまだ不明な点が多く，心筋バイアビリティを考慮して手術適応を決める必要がある．

　現時点における経カテーテル的大動脈弁留置術（TAVI）または経カテーテル的大動脈弁置換術（TAVR）の適応疾患は高度大動脈弁狭窄（AS）で，その手術適応や手術時期については外科的大動脈弁置換術（SAVR）に準じている（**表59**）．詳細については最近の各ガイドラインを参照のこと[56-58]．

　一般に心不全を合併した患者は高リスク症例である可能性が高く，手術リスクを包括的に評価したうえで，各種治療法のリスク・ベネフィットを十分に検討し，最適な治療法を選択する．手術やカテーテルインターベンションによる治療を検討する必要がある弁膜疾患症例では，多職種のスタッフで構成された"ハートチーム"による治療方針の決定が重要である[59,60]．実際の患者選択や手技，周術期の管理に至るまで，ハートチーム全体で取り組むことが重要で，国内では経カテーテル的大動脈弁置換術関連学会協議会が定める実施施設基準をすべて満たした施設でのみTAVIの実施が可能となっている[57,61]．

表 59 大動脈弁狭窄症に対する TAVI の推奨とエビデンスレベル

| | 推奨クラス | エビデンスレベル | Minds推奨グレード | Mindsエビデンス分類 |
|---|---|---|---|---|
| 多職種のメンバーにより構成されるハートチームによりTAVIを行う. | I | C | C1 | VI |
| 心臓血管外科を併設している施設でのみTAVIを行う. | I | C | C1 | VI |
| 開心術不能かつ術後の予後が1年以上期待できる大動脈弁狭窄症患者に対してTAVIを行う. | I | A | A | II |
| 大動脈弁置換術の適応はあるが手術高リスクの患者において代替療法としてTAVIを行う. | I | A | B | II |
| 大動脈弁置換術の適応はあるが手術中リスクもしくは低リスクである高齢者（およそ80歳以上）の患者にTAVIを考慮する. | IIa | A | C1 | II |
| LVEFの低下した大動脈弁狭窄症に対してTAVIを考慮してもよい. | IIb | C | C2 | IVa |
| 大動脈弁狭窄症の治療により術後のQOLや予後の改善が期待できない患者に対するTAVIは推奨されない. | III No benefit | A | D | II |

## 2.
# 補助循環

　機械的補助の適応を検討するうえで，重症度の高い心不全を
より細かく分類する必要があり，INTERMACS分類[62]または
J-MACS分類[63,64]を用いることが多い（**表60**）．また，致死性
心室不整脈により植込み型除細動器（ICD）の適正作動を頻回
に繰り返す場合，修飾因子としてmodifier Aと呼び，profile
4Aのように記述する．

### 表60　INTERMACS/J-MACS分類とデバイスの選択

| P* | INTERMACS / J-MACS | 状態 | デバイス選択 |
|---|---|---|---|
| 1 | Critical cardiogenic shock "Crash and burn" / 重度の心原性ショック | 静注強心薬の増量や機械的補助循環を行っても血行動態の破綻と末梢循環不全をきたしている状態 | IABP，PCPS，循環補助用心内留置型ポンプカテーテル，体外循環用遠心ポンプ，体外設置型VAD |
| 2 | Progressive decline despite inotropic support "Sliding on inotropes" / 進行性の衰弱 | 静注強心薬の投与によっても腎機能や栄養状態，うっ血徴候が増悪しつつあり，強心薬の増量を余儀なくされる状態 | IABP，PCPS，循環補助用心内留置型ポンプカテーテル，体外循環用遠心ポンプ，体外設置型VAD，植込型LVAD |
| 3 | Stable but inotrope-dependent "Dependent stability" / 安定した強心薬依存 | 比較的低用量の静注強心薬によって血行動態は維持されているものの，血圧低下，心不全症状の増悪，腎機能の増悪の懸念があり，静注強心薬を中止できない状態 | 植込型LVAD |

　IABPが適応となるのは，急性心筋梗塞における再灌流療法前後の補助または急性心筋梗塞の機械的合併症（心室中隔穿孔や急性僧帽弁逆流）に対する外科的修復前であるが，**表60**の重症度分類におけるprofile 1または2に属する重症心不全全般に対しても適応と考えられてきている．禁忌として，中等度以上の大動脈弁逆流や大動脈解離を有する患者などがある．

　PCPSは，重症度分類（**表60**）のprofile 1または2に対して，IABPとともに考慮される．とくにprofile 1においてIABPのみでは循環補助が不十分でPCPSを必要とすることが多い．PCPSはあくまで短期的な補助デバイスであり，心不全および多臓器

| | | | |
|---|---|---|---|
| 4 | Resting symptoms "Frequent flyer"　安静時症状 | 一時的に静注強心薬から離脱可能であり退院できるものの，心不全の増悪によって容易に再入院を繰り返す状態 | 植込型LVADを検討（とくにmodifier A**の場合） |
| 5 | Exertion intolerant "House-bound"　運動不耐容 | 身の回りのことは自ら可能であるものの日常生活制限が高度で外出困難な状態 | modifier A**の場合は植込型LVADを検討 |
| 6 | Exertion limited "Walking wounded"　軽労作可能状態 | 外出可能であるが，ごく軽い労作以上は困難で100m程度の歩行で症状が生じる状態 | modifier A**の場合は植込型LVADを検討 |
| 7 | Advanced NYHA III "Placeholder"　安定状態 | 100m程度の歩行は倦怠感なく可能であり，また最近6ヵ月以内に心不全入院がない状態 | modifier A**の場合は植込型LVADを検討 |

*プロファイル
**致死性心室不整脈によりICDの適正作動を頻回に繰り返すこと．
(Stevenson LW, et al. 2009 [62], Kinugawa K, et al. 2020 [64] より作表)

不全が改善するまで，または多臓器障害を安定させたのちに心臓移植登録やより長期的なデバイス（VADなど）へのブリッジングにおける一時的な流量サポートとして用いられる．

VA-ECMOまたは左心バイパスは，PCPS装着後，肺うっ血が改善しない場合や出血などの合併症で継続困難と考えられる場合，心機能の回復が十分でなく，さらに補助循環を継続する場合に選択肢となる．いずれも元来，開心術中の体外循環を想定したものであり，現在VADとしては保険適用されていない．

開胸を要する（surgical）VAD（**表61**）は，体外設置型と植込型に分類される．体外設置型VADは院内使用限定であり，長期補助の場合は患者のQOLが著しく損なわれる．また，送脱血管刺入部の感染症，ポンプ内血栓による塞栓症，高いINRの維持による出血などの合併症が重篤になりやすい．一方で植込型LVAD（**表62，63**）はQOLと合併症の点で優れるものの，現在わが国においては保険償還上は心臓移植適応患者に限定されている（**図10**）．

**表61　VADを用いた治療戦略とその定義**

| 略語 | 用語 | 定義 |
|------|------|------|
| BTD | bridge to decision | 主として急性発症の心原性ショック症例における次の治療ステップまでの橋渡しとして一時的にVADを使用する |
| BTR | bridge to recovery | VADによる循環補助により自己心機能の回復とそれに伴うVADからの離脱を目指す |
| BTB | bridge to bridge | 体外設置型LVADから植込型LVADへ変更する |
| BTC | bridge to candidacy | 移植適応取得のためにLVAD治療を行って臓器障害の改善を目指す |
| BTT | bridge to transplant | 心臓移植を目指すものの内科治療では血行動態を維持することが困難であり，移植までの橋渡しとしてLVAD治療を行う |
| DT | destination therapy | 心臓移植適応がない患者に対して恒久的なLVAD治療を心臓移植の代わりとして行う |

## 表62　植込型 LVAD の BTT（bridge to transplant）適応基準

| | | |
|---|---|---|
| 選択基準 | 病態 | 心臓移植適応基準に準じた末期重症心不全であり，原則 NYHA 心機能分類IV度，ガイドラインで推奨された標準治療を十分施行しているにもかかわらず進行性の症状を認めるステージD心不全 |
| | 年齢 | 65歳未満 |
| | 体表面積 | デバイスごとに規定 |
| | 重症度 | 静注強心薬依存状態（INTERMACS profile 2 または 3），IABPまたは体外設置型 LVAD 依存状態，modifier A（とくに INTERMACS profile 4の場合） |
| | 社会的適応 | 本人と介護者が長期在宅療養という治療の特性を理解し，かつ社会復帰も期待できる |
| 除外基準 | 全身疾患 | 悪性腫瘍や膠原病など治療困難で予後不良な全身疾患 |
| | 呼吸器疾患 | 重度の呼吸不全，不可逆的な肺高血圧症 |
| | 臓器障害 | 不可逆的な肝腎機能障害，インスリン依存性重症糖尿病 |
| | 循環器疾患 | 治療困難な大動脈瘤，中等度以上で治療できない大動脈弁閉鎖不全，生体弁に置換困難な大動脈機械弁，重度の末梢血管疾患 |
| | 妊娠 | 妊娠中または妊娠を予定 |
| | その他 | 著明な肥満 |

## 表63　植込型 LVAD 治療の推奨とエビデンスレベル

| | 推奨クラス | エビデンスレベル | Minds推奨グレード | Mindsエビデンス分類 |
|---|---|---|---|---|
| 心臓移植適応のあるステージDのHFrEF患者に対して移植までの待機期間中，死亡や心不全による入院のリスクを回避しつつ，QOLを改善させるための植込型LVAD治療 | IIa | C | B | IVa |

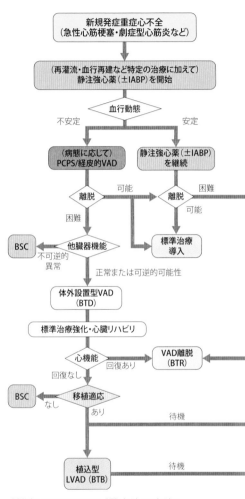

BSC: best supportive care　BTB: bridge to bridge
BTD: bridge to decision　BTR: bridge to recovery

図 10　重症心不全における VAD 治療のアルゴリズム

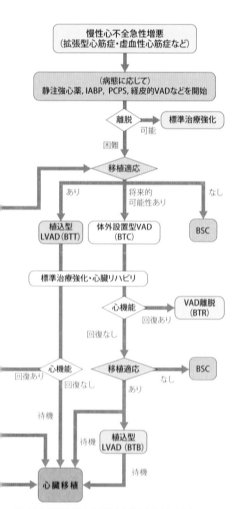

慢性心不全急性増悪
（拡張型心筋症・虚血性心筋症など）

（病態に応じて）
静注強心薬, IABP, PCPS, 経皮的VADなどを開始

離脱 → 標準治療強化
可能

困難

移植適応

あり　将来的　なし
　　　可能性あり

植込型
LVAD（BTT）　体外設置型VAD　BSC
（BTC）

標準治療強化・心臓リハビリ

心機能 → VAD離脱
（BTR）
回復あり

回復なし

心機能　移植適応 → BSC
回復あり　　　　　なし
回復なし　あり

待機

待機　植込型
LVAD（BTB）

待機

心臓移植

注) まとして収縮不全による重症心不全を想定しており,
　　標準治療は本ガイドラインを参照して実施する.

### 3.
## 心臓移植 (表64[65], 65)

　1999年2月に法律下で心臓移植が行われて以来,2016年6月までに284人に施行された[66].2010年7月に改正臓器移植法が施行されてからは移植数が増加し,年間40〜50人に行われている.ドナー不足は深刻であり,移植待機期間は3年を超えようとしている.2016年6月までに移植を受けた284人の予後は,5年92.7%,10年89.6%と国際的にはもっとも優れた成績である.わが国の移植後死亡の原因としては,感染症(38%)と悪性腫瘍(19%)が多い.

#### 表64　心臓移植の適応

| **1.　適応となる疾患** |
|---|
| 心臓移植の適応となる疾患は従来の治療法では救命ないし延命の期待がもてない以下の重症心疾患とする.<br>1)　拡張型心筋症,および拡張相の肥大型心筋症<br>2)　虚血性心筋疾患<br>3)　その他(日本循環器学会および日本小児循環器学会の心臓移植適応検討会で承認する心臓疾患) |
| **2.　適応条件** |
| 1)　不治の末期的状態にあり,以下のいずれかの条件を満たす場合<br>　　a)　長期間またはくり返し入院治療を必要とする心不全<br>　　b)　β遮断薬およびACE阻害薬を含む従来の治療法ではNYHA心機能分類III度ないしIV度から改善しない心不全<br>　　c)　現存するいかなる治療法でも無効な致死的重症不整脈を有する症例<br>2)　年齢は65歳未満が望ましい<br>3)　本人および家族の心臓移植に対する十分な理解と協力が得られること |

## 3. 除外条件

A) 絶対的除外条件
1) 肝臓，腎臓の不可逆的機能障害
2) 活動性感染症（サイトメガロウイルス感染症を含む）
3) 肺高血圧症（肺血管抵抗が血管拡張薬を使用しても6 Wood 単位以上）
4) 薬物依存症（アルコール性心筋疾患を含む）
5) 悪性腫瘍
6) HIV 抗体陽性

B) 相対的除外条件
1) 腎機能障害，肝機能障害
2) 活動性消化性潰瘍
3) インスリン依存性糖尿病
4) 精神神経症（自分の病気，病態に対する不安を取り除く努力をしても，何ら改善がみられない場合に除外条件となることがある）
5) 肺梗塞症の既往，肺血管閉塞病変
6) 膠原病などの全身性疾患

## 4. 適応の決定

・当面は，各施設内検討会および日本循環器学会心臓移植適応検討小委員会の2段階審査を経て公式に適応を決定する．心臓移植は適応決定後，本人および家族のインフォームドコンセントを経て，移植患者待機リストにのった者を対象とする．
・上記適応疾患および適応条件は，内科的および外科的治療の進歩によって改訂されるものとする．
・医学的緊急性については，合併する臓器障害を十分に考慮する．

（日本循環器学会心臓移植委員会, 2013 [65)] より抜粋）

表65　心臓移植の推奨とエビデンスレベル

| | 推奨クラス | エビデンスレベル | Minds推奨グレード | Mindsエビデンス分類 |
|---|---|---|---|---|
| 重症 HFrEF 患者が適切な薬物治療とデバイス治療に抵抗性である場合の心臓移植 | IIa | C | B | IVa |

# 第10章　疾患管理

## 1.
## プログラム（教育など）とチーム医療

### 1.1
### 多職種チームによる疾病管理プログラム

　患者教育，患者あるいは医療者による症状モニタリング，治療薬の調節，看護師による継続的なフォローアップなどで構成される疾病管理プログラムは，LVEFの保たれた心不全（HFpEF），LVEFの低下した心不全（HFrEF）の生命予後やQOLの改善に有効である[67-70]（**表66**）．多職種（医師・看護師・薬剤師・栄養士など）によるチーム医療により運営され，チームの構成員には，心不全の治療，管理，ケアに関する専門的知識，技術を有する心不全療養指導士（**表67**）[71]などの医療従事者が複数含まれることが望ましい．

**表66　心不全患者の疾病管理プログラムの特徴と構成要素**

| | |
|---|---|
| 特徴 | ・多職種によるチームアプローチ（循環器医，心臓血管外科医，看護師，薬剤師，理学療法士，栄養士，ソーシャルワーカー，心理士など）<br>・専門的な教育を受けた医療従事者による患者教育，相談支援<br>・包括的心臓リハビリテーションによるプログラムの実施 |
| 構成要素 | ・薬物治療，非薬物治療<br>・運動療法<br>・アドヒアランスとセルフケアを重視した患者教育<br>・患者，家族，介護者あるいは医療従事者による症状モニタリング<br>・退院調整・退院支援，社会資源の活用<br>・退院後のフォローアップ<br>・継続的な身体・精神・社会的機能の評価<br>　（体重，栄養状態，検査所見の結果，ADL，精神状態，QOLの変化など）<br>・患者，家族および介護者に対する心理的サポートの提供 |

## 表67　心不全療養指導士の役割

- 心不全の発症・進展の予防の重要性を理解し，その予防や啓発のための活動に参画することができる

- 心不全の概念や病態，検査，治療について理解し，それをもとに病状などを把握することができる

- 心不全の進展ステージに応じた予防・治療を理解し，基本的かつ包括的な療養指導を実施することができる

- 医療機関あるいは地域での心不全に対する診療において，医師や他の医療専門職と円滑に連携し，チーム医療の推進に貢献することができる

- 心不全患者の意思決定支援と緩和ケアに関する基本的知識を有している

（日本循環器学会. 2020[71]より）

## 1.2
### 疾病管理プログラムの具体的な内容 (表68, 69[72], 70)

### 1.2.1
### アドヒアランスとセルフケアを重視した患者教育

　患者の適切なセルフケアは心不全増悪の予防に重要な役割を果たし，セルフケア能力を向上させることにより生命予後やQOLの改善が期待できる[73-75]．医療従事者は患者のセルフケアが適切に行われているかを評価し，患者および家族に対する教育，相談支援により患者のセルフケアの向上に努める[76,77]（**表68**）．

### 1.2.2
### 社会活動と仕事

　心不全患者の生活に及ぼす影響は，身体機能の低下のみならず心理的適応にも依存しており，患者が社会的あるいは精神的に隔離されないように注意しなければならない．活動能力に応じた社会的活動はすすめ，可能であれば運動能力に応じた仕事を続けることが望ましく，病態や症状に合わせた就労環境の調整ができるように支援をする．

**表68　心不全患者，家族および介護者に対する治療および
生活に関する教育・支援内容**

| 教育内容 | 具体的な教育・支援方法 |
|---|---|
| **心不全に関する知識** | |
| ・定義，原因，症状，病の軌跡<br>・重症度の評価（検査内容）<br>・増悪の誘因<br>・合併疾患<br>・薬物治療，非薬物治療 | ・理解度やヘルスリテラシーを考慮し，教育資材などを用い，知識を提供する． |
| **セルフモニタリング** | |
| ・患者自身が症状モニタリングを実施することの必要性・重要性<br>・セルフモニタリングのスキル<br>・患者手帳の活用 | ・患者手帳への記録を促すとともに，医療者は記録された情報を診療，患者教育に活用する． |
| **増悪時の対応** | |
| ・増悪時の症状と評価<br>・増悪時の医療者への連絡方法 | ・呼吸困難，浮腫，3日間で2kg以上の体重増加など増悪の徴候を認めた場合の医療機関への受診の必要性と，具体的な方法を説明する． |
| **治療に対するアドヒアランス** | |
| ・薬剤名，薬効，服薬方法，副作用<br>・処方通りに服用することの重要性<br>・デバイス治療の目的，治療に関する生活上の注意事項 | ・理解度やヘルスリテラシーを考慮し，教育資材などを用いて知識を提供する．<br>・定期的にアドヒアランスを評価する．<br>・アドヒアランスが欠如している場合は，医療者による教育，支援を行う． |
| **感染予防とワクチン接種** | |
| ・心不全増悪因子としての感染症<br>・インフルエンザ，肺炎に対するワクチン接種の必要性 | ・日常生活上の感染予防に関する知識を提供する．<br>・予防接種の実施時期に関する情報を提供する． |

**表 68　心不全患者，家族および介護者に対する治療および
生活に関する教育・支援内容（続き）**

| 教育内容 | 具体的な教育・支援方法 |
|---|---|
| **塩分・水分管理** | |
| ・過度の飲水の危険性<br>・適正な塩分摂取（6 g 未満 / 日）<br>・重症心不全患者における飲水制限，より厳格な塩分制限<br>・適正体重の維持の重要性 | ・飲水量の計測方法について具体的に説明する.<br>・効果的な減塩方法について，教材などを用いて説明する.<br>・減塩による食欲低下などの症状を観察する. |
| **栄養管理** | |
| ・バランスのよい食事の必要性<br>・合併疾患を考慮した食事内容 | ・定期的に栄養状態を観察する.<br>・嚥下機能などの身体機能や生活状況に応じた栄養指導に努める.<br>・食事量の減少や食欲低下は，心不全増悪の徴候の可能性があることを説明する.<br>・心不全手帳 [78]，心不全患者における栄養評価・管理に関するステートメント [79] の活用 |
| **アルコール** | |
| ・過度のアルコール摂取の危険性 | ・心不全の病因を含め個別性を考慮し，飲酒量に関する助言を行う. |
| **禁煙** | |
| ・禁煙の必要性 | ・「禁煙ガイドライン 2010 年改訂版」[80] を参照. |

| 教育内容 | 具体的な教育・支援方法 |
|---|---|
| **身体活動** | |
| ・安定期の適切な身体活動の必要性<br>・症状悪化時の安静，活動制限の必要性<br>・過度な安静による弊害（運動耐容能の低下など） | ・運動耐容能，骨格筋を評価する．<br>・定期的に日常生活動作を評価する．<br>・身体機能とともに生活環境を考慮したうえで，転倒リスクなどを評価し，日常生活上の身体活動の留意点を具体的に指導する． |
| **入浴** | |
| ・適切な入浴方法 | ・重症度や生活環境に応じた方法を指導する． |
| **旅行** | |
| ・旅行中の注意事項（服薬，飲水量，食事内容，身体活動量）<br>・旅行に伴う心不全増悪の危険性<br>・旅行中の急性増悪時の対処方法 | ・旅行時の食事内容や食事時間の変化，気候の変化，運動量の変化などが心不全に及ぼす影響を説明する．<br>・旅行前の準備に関する情報提供を行う． |
| **性生活** | |
| ・性行為が心不全に及ぼす影響<br>・心不全治療薬と性機能の関係<br>・勃起障害治療薬の服用について | ・性行為により心不全悪化の可能性があることを説明する．<br>・必要時，専門家を紹介する． |

表68 心不全患者，家族および介護者に対する治療および
生活に関する教育・支援内容（続き）

| 教育内容 | 具体的な教育・支援方法 |
|---|---|
| 心理的支援 | |
| ・心不全と心理精神的変化<br>・日常生活におけるストレスマネジメント | ・継続的に精神症状を評価する.<br>・日常生活におけるストレスマネジメントの必要性とその方法について説明する.<br>・精神症状の悪化が疑われる場合は，精神科医，心療内科医，臨床心理士へのコンサルテーションを実施する. |
| 定期的な受診 | |
| ・定期的な受診の必要性 | ・退院前に退院後の受診日程を確認する.<br>・症状増悪時は，受診予定にかかわらず，すみやかに医療機関に連絡することを説明する.<br>・医療者へのアクセスを簡便にする.（電話相談，社会的資源の活用） |

表69 妊娠の際に厳重な注意を要する，あるいは妊娠を
避けることが強く望まれる心疾患

- 肺高血圧症（Eisenmenger 症候群）
- 流出路狭窄（大動脈弁高度狭窄平均圧＞40〜50 mmHg）
- 心不全（NYHA心機能分類Ⅲ〜Ⅳ度，LVEF＜35〜40%）
- Marfan 症候群（上行大動脈拡張期径＞40 mm）
- 機械弁
- チアノーゼ性心疾患（SpO₂＜85%）

（日本循環器学会，日本産科婦人科学会. 2019[72]）より）

表70　心不全に対する疾病管理の推奨とエビデンスレベル

| | 推奨クラス | エビデンスレベル | Minds推奨グレード | Mindsエビデンス分類 |
|---|---|---|---|---|
| 多職種によるチームアプローチを用いたアドヒアランスおよびセルフケアを向上させるための教育，支援：患者および家族，介護者に対して | I | A | A | I |
| 退院支援と継続的フォローアップ | I | A | B | I |
| 禁煙教育・支援 | I | C | B | IVb |
| 身体症状モニタリング | I | C | C1 | VI |
| 精神症状のモニタリングと専門的治療 | I | B | B | II |
| 心不全増悪の高リスク患者への教育支援と社会資源の活用：独居者，高齢者，認知症合併者などに対して | I | A | A | I |
| 感染症予防のためのインフルエンザワクチン接種 | I | A | B | IVa |
| 1日6g未満の減塩食 | IIa | C | C1 | VI |
| 節酒 | IIa | C | C1 | VI |

## 2.
# 包括的心臓リハビリテーション

### 2.1
## 疾患管理プログラムとしての外来心臓リハビリテーションの実際

　包括的外来心臓リハビリテーションでは，医師・看護師・理学療法士らからなる多職種チームが，1) 運動処方に基づく運動療法を退院後に週1～3回の外来通院方式で継続，2) 慢性心不全の治療アドヒアランス遵守・自己管理への動機づけとその具体的方法を指導，3) 心不全増悪の早期兆候を発見し，心不全再入院を未然に防止する対策を実施する（**表71**，**図11**[81]）．患者は外来心臓リハビリテーションに来院するたびに，運動開始前チェック・運動実施中チェック・運動耐容能改善チェック・運動終了時チェックを受ける（**表72**）．

**表71　心不全に対する包括的外来心臓リハビリテーションの推奨とエビデンスレベル**

| | 推奨クラス | エビデンスレベル | Minds推奨グレード | Mindsエビデンス分類 |
|---|---|---|---|---|
| HFrEF患者に対し，自覚症状改善と運動耐容能改善を目的とした外来心臓リハビリテーションでの運動療法の実施 | I | A | A | I |
| HFrEF患者に対し，QOLの改善および再入院防止を目的とした外来心臓リハビリテーションでの運動療法の実施 | IIa | B | B | II |
| 入院した心不全患者に対し，退院後にQOL改善・運動耐容能改善・再入院防止を目的とした外来心臓リハビリテーションでの多職種による疾病管理 | IIa | B | B | II |

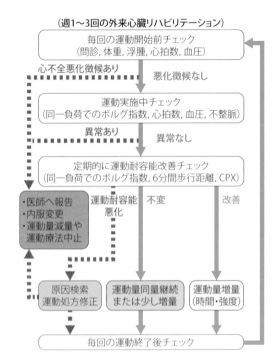

**図11 外来心臓リハビリテーションにおける心不全の運動療法と疾病管理**

(後藤葉一, 2014[11]を参考に作図)

表72 心不全の外来心臓リハビリテーションにおけるチェック項目と心不全増悪または負荷量過大の兆候

| チェック項目 | | 心不全増悪/負荷量過大の兆候 |
|---|---|---|
| 運動開始前 | 自覚症状 | 倦怠感持続，前日の疲労感の残存 |
| | 体重 | 体重増加傾向（1週間で2 kg以上の増加） |
| | 心拍数 | 安静時心拍数高値（100拍/分以上），前週にくらべ10拍/分以上の上昇 |
| | 血圧 | 前週にくらべ収縮期血圧20 mmHg以上の上昇または下降 |
| | 心電図モニター | 不整脈（発作性心房細動，完全房室ブロック，心室性期外収縮頻発，心室頻拍），ST異常・左脚ブロックの新規出現 |
| | 血中BNP | 前回よりも100 pg/mL以上の上昇（月1回測定） |
| 運動実施中 | 自覚症状 | 運動中のボルグ指数14以上，または同一負荷量におけるボルグ指数が前週にくらべ2以上上昇 呼吸症状（息切れ，呼吸困難），狭心症状（胸部圧迫感，胸痛），低心拍出徴候（めまい，倦怠感），整形外科的症状（筋肉痛，関節痛） |
| | 心拍数 | 運動中心拍数高値（130拍/分以上），または同一負荷量における心拍数が前週にくらべ10拍/分以上上昇 |
| | 血圧 | 運動中の収縮期血圧が前週にくらべ20 mmHg以上の上昇または下降 |
| | 心電図モニター | 不整脈（発作性心房細動，完全房室ブロック，心室期外収縮頻発，心室頻拍），ST異常・左脚ブロックの新規出現 |
| | 呼吸・SpO₂モニター | 運動中の呼吸数過多，SpO₂低下（90%未満） |

| チェック項目 | | 心不全増悪/負荷量過大の兆候 |
|---|---|---|
| 運動終了後 | 自覚症状 | 運動終了後も自覚症状が残存 |
| | 心電図モニター | 運動終了後の安静時に不整脈（発作性心房細動，心室期外収縮頻発，心室頻拍） |
| | 運動耐容能 | 前回にくらべて運動耐容能（最高酸素摂取量，6分間歩行距離）の低下，換気効率（$\dot{V}E/\dot{V}CO_2$ slope）の悪化 |

# 第11章　緩和ケア

　緩和ケアは，癌やエイズに対する終末期医療として発達してきたが，最近では，循環器疾患や呼吸器疾患など生命を脅かすすべての疾患に対して考慮すべきものとされ，身体的のみならず，心理社会的な苦痛などの問題を早期に発見し，的確なアセスメントと対処を行うことによって，苦しみを予防し和らげ，QOLを改善することの必要性が世界保健機関（WHO）で提唱されている．心不全患者は，しばしば全人的苦痛を抱えており，終末期に至る前の早期の段階から，患者・家族のQOL改善のためにも多職種チームによるサポートが重要である．また，生命予後を改善するさまざまな医療機器が普及してきた一方で，QOLを重視する終末期においては，医療機器の作動停止も考慮されるべき選択肢であり，これらの意思決定支援を行うことも緩和ケアの役割の1つである．

## 1. アドバンス・ケア・プランニングと意思決定支援

　アドバンス・ケア・プランニング（advance care planning; ACP）とは，意思決定能力が低下する前に，患者や家族が望む治療と生き方を医療者が共有し，事前に対話しながら計画するプロセス全体を指し，終末期に至った際に，納得した人生を送ってもらうことを目標とする．実施を考慮すべき時期としては，1年ごとの定期外来および入院後の臨床経過において再評価を促す節目となる出来事があった場合の退院前が推奨されている[82]．

　ACPは，患者の価値観，人生観，死生観を家族と医療従事者で共有することが本来の目的であるが，ACPの1つの側面として，終末期における事前指示（advancedirective）がある．具体的には，蘇生のための処置を試みない（Do Not Attempt Resuscitation; DNAR），終末期においてペースメーカ，植込み

型除細動器（ICD），心臓再同期療法（CRT），植込み型左心補助装置（LVAD）などを停止するかどうかに関して，多職種チームにより意思決定支援を行い（shared decision making），事前指示書を作成し，同時にその内容はその後も変更可能であることを伝える．また，必要に応じて患者本人の意思決定ができなくなった場合の意思決定代行者を指名する．事前指示がなく，本人の意思が不明な場合や，家族の意向によっては治療の継続が患者の尊厳を損なう恐れがある場合などには，多職種チームによる検討と家族との話し合いが必要になる（**図12**）[83]．

---

### 2.
### 心不全終末期の判断と緩和ケアの対象（表73〜76）[84, 85]

　心不全の末期状態（end-stage）は，「最大の薬物治療や非薬物治療を施しても治療困難な状態」とされ，終末期（end-of-life）は，「繰り返す病像の悪化あるいは急激な増悪から，死が間近にせまり，治療の可能性のない状態」を指す[86]．

　癌などとは異なり[87]，症状を緩和するためには最期まで心不全や合併症に対する治療の継続が必要になる．

　緩和医療と終末期医療は同義ではない．緩和ケアは終末期から始まるものではなく[88]，心不全が症候性となった早期の段階から実践すべきである[89]．

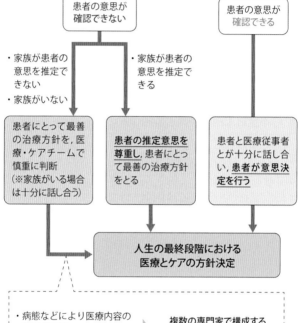

**図12 人生の最終段階における医療とケアの話し合いのプロセス**
（厚生労働省. 2007 [83] より）

**表73　末期心不全患者に対する緩和ケア診療加算の患者要件**

以下のア～ウまでのすべてに加えてエ～カのいずれかに該当するもの

ア　心不全に対して適切な治療が実施されていること

イ　器質的な心機能障害により，適切な治療にかかわらず，慢性的にNYHA重症度分類Ⅳ度の症状に該当し，頻回又は持続的に点滴薬物療法を必要とする状態であること

ウ　過去1年以内に心不全による急変時の入院が2回以上あること

エ　左室駆出率が20%以下である場合

オ　医学的に終末期であると判断される場合

カ　エまたはオに掲げる状態に準ずる場合

（厚生労働省[84]より）

**表74　末期心不全患者に対する緩和ケア診療加算の緩和ケアチーム要件**

当該保険医療機関内に，以下の4名から構成される緩和ケアに係るチーム（以下「緩和ケアチーム」という）が設置されていること

ア　身体症状の緩和を担当する専任の常勤医師*

イ　精神症状の緩和を担当する専任の常勤医師

ウ　緩和ケアの経験を有する専任の常勤看護師

エ　緩和ケアの経験を有する専任の薬剤師

アからエまでのうちいずれか1人は専従であること．ただし，当該緩和ケアチームが診療する患者数が1日に15人以内である場合は，いずれも専任で差し支えない．

*身体症状の緩和を担当する専任の常勤医師は下記のいずれかの研修を終了した者

ア　がん等の診療に携わる医師等に対する緩和ケア研修会の開催指針に準拠した緩和ケア研修会

イ　緩和ケアの基本教育のための都道府県指導者研修会（国立研究開発法人国立がん研究センター主催）等

ウ　日本心不全学会により開催される基本的心不全緩和ケアトレーニングコース

（厚生労働省[84]より）

**表 75 終末期心不全における緩和ケアの推奨とエビデンスレベル**

| | 推奨クラス | エビデンスレベル | Minds推奨グレード | Minds エビデンス分類 |
|---|---|---|---|---|
| 意思決定能力が低下する前に，あらかじめ患者や家族と治療や療養について対話するプロセスであるACPの実施 | I | B | B | II |
| 心不全や合併症に対する治療の継続と，それらに伴う症状の緩和 | I | C | B | II |
| 多職種チームによる患者の身体的，心理的，精神的な要求に対する頻回の評価 | II | C | C1 | VI |

## 表76　慢性心不全の緩和ケアにおける質評価指標

### ドメイン1：ケアの構造とプロセス

1. 多職種チームの存在
2. 多職種チームへのアクセス体制の整備
3. 多職種チームの定期的なディスカッション施行率
4. 多職種チームによる介入率

### ドメイン2：病期に応じた心不全治療・ケア

5. $\beta$遮断薬導入検討率
6. ACE阻害薬/ARB導入検討率
7. アルドステロン拮抗薬の導入検討率
8. ICD治療に対する選択肢の説明率
9. CRT治療に対する選択肢の説明率
10. 心臓移植適応者の治療検討率
11. 冠動脈疾患および弁膜症の評価率
12. 再発防止に対する患者教育率
13. ICDの相談窓口の整備

### ドメイン3：全人的苦痛の緩和

14. 全人的苦痛に対する評価用紙の整備
15. 苦痛緩和目標の診療録の記載率
16. 定量的スケールを用いた症状評価率
17. 疼痛患者の介入率
18. オピオイドに関する説明文書の整備
19. 治療抵抗性の呼吸困難に対するオピオイド投与率
20. オピオイド投与患者の便秘評価率
21. オピオイド投与患者の嘔気・嘔吐評価率
22. 精神症状に対するスクリーニング実施率
23. 精神科医への紹介体制整備
24. 死別前のグリーフケア実施率
25. 家族構造と機能についての情報収集率
26. 退院支援（カンファレンス）実施率
27. 延命治療の差し控え・中止の検討率
28. 死亡前のICD deactivation率
29. ICD非作動についての検討率
30. Palliative Sedationに対する多職種カンファレンス実施率
31. Palliative Sedation実施時の同意取得率

### ドメイン4：意思決定支援と倫理的問題の対応

32. 心不全の経過に対する説明文書の整備
33. ACPに関する医療者用マニュアルの整備
34. 延命治療の決定に関する多職種カンファレンスの実施率
35. 倫理的問題を検討する諮問機関の整備

(Hamatani Y, et al. 2020[85] より)

### 3.
## 末期心不全における症状と対処法

　末期心不全における主要な症状は，呼吸困難，全身倦怠感，疼痛，食欲不振，抑うつなどである．過去の報告によると，終末期心不全の60〜88％に呼吸困難，69〜82％に全身倦怠感，35〜78％に疼痛が認められる[90-92]．また，抑うつ，不安，不眠などメンタルヘルスの失調をきたすことも多く，入院を要する終末期心不全患者では，抑うつ症状を70％に認めるといわれている[93]．体液貯留や低心拍出に伴う心不全そのものがこれらの症状の原因となりうるため，ステージDにおける心不全治療を継続しつつ，以下のように症状の緩和を図る．

### 3.1
#### 呼吸困難

　もっとも頻度の高い症状であり，肺うっ血による要因を解除するために利尿薬，血管拡張薬が投与されるが，末期心不全においては，血圧低下や腎機能障害などさまざまな要因により症状の緩和がしばしば困難である．このような治療抵抗性の呼吸困難に対しては，少量のモルヒネなどオピオイドの有効性と安全性が報告されている[94,95]．オピオイドは呼吸困難だけでなく疼痛や不安に対しても緩和効果が認められ，とくに頻呼吸の患者に対して有効である．ただし，嘔気・嘔吐，便秘などの副作用や，高齢者ならびに腎機能障害患者における過量投与には十分な注意が必要であり，少量から開始して症状の経過をみながら適宜増量を行う．呼吸抑制もまれではあるが副作用として生じる可能性があり，呼吸状態が不安定な終末期患者においては，呼吸回数や呼吸パターンの変化を慎重に観察する．不安感など精神的要素の関与が強い場合にはベンゾジアゼピン系抗不安薬の投与を考慮するが，オピオイドに比較して効果は限定的である．

### 3.2
## 疼痛

　非ステロイド系抗炎症薬（NSAIDs）は，末期心不全患者において腎機能障害の悪化や体液貯留の増悪のリスクがあるため，できるだけ使用を控える．非麻薬性鎮痛薬としてはアセトアミノフェンが推奨され，アセトアミノフェンで疼痛のコントロールが困難な場合にはオピオイドの追加投与が考慮される．

### 3.3
## 全身倦怠感

　全身倦怠感をきたす原因について，低心拍出以外に，抑うつ，甲状腺機能低下症，貧血，利尿薬過量投与，電解質異常，睡眠時無呼吸，潜在性感染症などの有無を検索のうえ必要な治療介入を行うことが重要である．心不全による倦怠感は，薬物療法が奏効しないことが多く，有酸素運動や生活のなかでエネルギー消費を分配するエネルギー温存療法などの非薬物療法が有効な場合がある[96]．

### 3.4
## 抑うつ・不安

　薬物治療としては，選択的セロトニン再取り込み阻害薬（selective serotonin reuptake inhibitor; SSRI），セロトニン・ノルアドレナリン再取り込み阻害薬，ノルアドレナリン・セロトニン作動性抗うつ薬などが選択されるが，近年β遮断薬とSSRIの同時投与で死亡率上昇の報告がなされており[97]，心不全患者での最適な抗うつ薬は明らかとされておらず，また抗うつ薬を使用しても心不全の予後は必ずしも改善しないと報告されている[98-100]．三環系抗うつ薬は，QT延長や抗コリン作用など心血管系に対する副作用が多く，心不全患者への投与には注意が必要である．不安に対してはベンゾジアゼピン系抗不安薬が第一選択となるが，うつ状態が背後に存在する場合には抗うつ薬の投与も検討される．また，運動療法，多職種チームによる包括プログラムとしての心臓リハビリテーションや専門家によるカウ

ンセリングなどの非薬物療法も有用である[101, 102].

## 3.5
## せん妄

　終末期心不全においては，とくに高齢患者において循環不全の影響を受け，せん妄が起こりやすくなる．認知症，抑うつと鑑別し，早期介入によりせん妄の重症化を回避することが重要である．認知症や抑うつの場合には症状が比較的安定し動揺が少ないのに対して，典型的なせん妄では症状が変動し，夜間に増悪する特徴がある．せん妄を誘発・悪化させる可能性のある環境や薬剤（降圧薬，β遮断薬，抗不整脈薬，ドパミン作動薬，交感神経刺激薬，抗コリン薬，睡眠薬，抗不安薬など）を見直し，安全確保に努め，重症例では精神科にコンサルトのうえ抗精神病薬を考慮する．

## 3.6
## 終末期の苦痛

　心不全終末期で死を間近に控え，ほかの方法で緩和できない苦痛を伴う患者に対する最終手段として，適切な量の鎮静薬を用いて意識レベルを低下させることが選択される場合がある．第一選択としてベンゾジアゼピン系薬剤のミダゾラムが使用される．実践法としては，頓用的な軽い鎮静から開始し，症状の持続がある場合に鎮静を増強する漸増法が行われる．

## 3.7
## 医療機器の停止

　心不全が終末期に移行し，治療の目的が生命予後の改善からQOLの改善に大きく変化した際には，ICD，ペースメーカ，CRTの停止に関して，本人，家族，緩和ケアチームによる十分な話し合いのうえに停止を考慮するが，本来はこの選択肢に関して植込み手術前にも話し合っておくべきものである[103].

## 4.
# 心不全緩和ケアの早期導入

　心不全における緩和ケアは，治療を諦めるものではなく，患者，家族のQOLを改善させるためのものであり，通常の心不全治療と並行して行われる．したがって終末期に至ってから考慮するというよりも，早期の段階から導入することが望ましい．また，生命予後改善を目的とした各種医療機器が，多くの心不全患者に植え込まれているが，とくに高齢者においては，心不全以外の要因で終末期に至る可能性についても十分に考慮し，術前に患者，家族と医療従事者で将来の医療機器停止に関して話し合っておく必要がある．

# 文献

1. Minds診療ガイドライン選定部会監修．福井次矢，吉田雅博，山口直人編．Minds診療ガイドライン作成の手引き 2007．医学書院 2007: 15-16.
2. Tsuji K, et al. *Eur J Heart Fail* 2017; 19: 1258-1269. PMID: 28370829
3. Savarese G, et al. *JACC Heart Fail* 2019; 7: 306-317. PMID: 30852236
4. Yancy CW, et al. *Circulation* 2013; 128: e240-e327. PMID: 23741058
5. 厚生労働省．脳卒中，心臓病その他の循環器病に係る診療提供体制の在り方に関する検討会．脳卒中，心臓病その他の循環器病に係る診療提供体制の在り方について（平成29年7月）. http://www.mhlw.go.jp/file/05-Shingikai-10901000-Kenkoukyoku-Soumuka/0000173149.pdf
6. The criteria committee of the New York Heart Association. In: Nomenclature and Criteria for Diagnosis of Diseases of the Heart and Great Vessels 9th edn. Little Brown & Co, 1994: 253-256.
7. Forrester JS, et al. *N Engl J Med* 1976; 295: 1404-1413. PMID: 790194
8. Nohria A, et al. *J Am Coll Cardiol* 2003; 41: 1797-1804. PMID: 12767667
9. McKee PA, et al. *N Engl J Med* 1971; 285: 1441-1446. PMID: 5122894
10. 日本心不全学会予防委員会．血中BNP や NT-proBNP値を用いた心不全診療の留意点について．http://www.asas.or.jp/jhfs/topics/bnp201300403.html
11. Wang CS, et al. *JAMA* 2005; 294: 1944-1956. PMID: 16234501
12. Daimon M, et al. JAMP Study Investigators. *Circ J* 2008; 72: 1859-1866. PMID: 18827372
13. Lang RM, et al. *J Am Soc Echocardiogr* 2015; 28: 1-39.e14. PMID: 25559473
14. Nagueh SF, et al. *Eur Heart J Cardiovasc Imaging* 2016; 17: 1321-1360. PMID: 27422899
15. Andersen OS, et al. *J Am Coll Cardiol* 2017; 69: 1937-1948. PMID: 28408024
16. Sasayama S, et al. Evaluation of functional capacity of patients with congestive heart failure. In : Yasuda H, Kawaguchi H, editors. New aspects in the treatment of failing heart syndrome. Springer-Verlag, 1992: 113–117.
17. 難病情報センター．特発性拡張型心筋症（指定難病57）http://www.nanbyou.or.jp/entry/3986
18. Enright PL, et al. *Am J Respir Crit Care Med* 1998; 158: 1384-1387. PMID: 9817683
19. 大西洋三，他．*Jpn Circ J* 1998; 61 Suppl: 856.
20. Cheetham C, et al. *J Heart Lung Transplant* 2005; 24: 848-853. PMID: 15982612
21. Wasserman K, Hansen JE, Sue D. Physiology of Exercise. In: Principles of Exercise Testing and Interpretation. Lea & Febiger, 1994.
22. Mancini DM, et al. *Circulation* 1991; 83: 778-786. PMID: 1999029
23. Nakanishi M, et al. *Circ J* 2014; 78: 2268-2275. PMID: 25056425
24. Koike A, et al. *Jpn Circ J* 2000; 64: 915-920. PMID: 11194282

25. Aaronson KD, et al. *Circulation* 1997; 95: 2660-2667.PMID: 9193435
26. Mudge GH, et al. *J Am Coll Cardiol* 1993; 22: 21-31. PMID: 8509544
27. Fletcher GF, et al. *Circulation* 2013; 128: 873-934. PMID: 23877260
28. Matsumura N, et al. *Circulation* 1983; 68: 360-367. PMID: 6222847
29. Zinman B, et al. *N Engl J Med* 2015; 373: 2117-2128. PMID: 26378978
30. Neal B, et al. *N Engl J Med* 2017; 377: 644-657. PMID: 28605608
31. Tsuji K, et al. *Eur J Heart Fail* 2017; 19: 1258-1269. PMID: 28370829
32. Seferovic PM, et al. *Eur J Heart Fail* 2019; 21: 1169-1186. PMID: 31129923
33. Davis BR, et al. ALLHAT Collaborative ResearchGroup. *Ann Intern Med* 2002; 137: 313-320. PMID: 12204014
34. Neal B, et al. *N Engl J Med* 2017; 377: 644-657. PMID: 28605608
35. Mebazaa A, et al. *Crit Care Med* 2008; 36: S129-S139. PMID: 18158472
36. Setoguchi S, et al. *Am Heart J* 2007; 154: 260-266. PMID: 17643574
37. Killip T, et al. *Am J Cardiol* 1967; 20: 457-464. PMID: 6059183
38. Ponikowski P, et al. Authors/Task Force Members. *Eur Heart J* 2016; 37: 2129-2200. PMID: 27206819
39. Stevenson LW, et al. *JAMA* 1989; 261: 884-888. PMID: 2913385
40. Mebazaa A, et al. *Care Med* 2016; 42: 147-163. PMID: 26370690
41. 日本循環器学会. 急性および慢性心筋炎の診断・治療に関するガイドライン（2009年改訂版）. http://www.j-circ.or.jp/guideline/pdf/JCS2009_izumi_h.pdf
42. 日本循環器学会. 急性冠症候群ガイドライン（2018年改訂版）. https://www.j-circ.or.jp/cms/wp-content/uploads/2020/02/JCS2018_kimura.pdf
43. 日本循環器学会. 肺血栓塞栓症および深部静脈血栓症の診断、治療、予防に関するガイドライン（2017年改訂版）. https://www.j-circ.or.jp/cms/wp-content/uploads/2017/09/JCS2017_ito_h.pdf
44. Stevenson LW. *Eur J Heart Fail* 1999; 1: 251-257. PMID: 10935671
45. Prins KW, et al. *JACC Heart Fail* 2015; 3: 647-653. PMID: 26251094
46. MacIntyre NR, et al. *Chest* 2001; 120: 375S-395S. PMID: 11742959
47. Little WC, et al. *Circulation* 2006; 113: 1622-1632. PMID: 16567581
48. Khandaker MH, et al. *Mayo Clin Proc* 2010; 85: 572-593.PMID: 20511488
49. Bonow RO, et al. *J Am Coll Cardiol* 2006; 48: e1-148. PMID: 16875962
50. Nienaber CA, et al. *N Engl J Med* 1993; 328: 1-9. PMID: 8416265
51. Smith MD, et al. *N Engl J Med* 1995; 332: 356-362. PMID: 7823997
52. Antman EM, et al. *Circulation* 2008; 117: 296-329. PMID: 18071078
53. Eagle KA, et al. *Circulation* 2004; 110: e340-e437. PMID: 15466654
54. Thompson CR et al. *J Am Coll Cardiol* 2000; 36: 1104-1109. PMID: 10985712
55. 日本循環器学会/日本心不全学会. 2021年改訂版 心血管疾患におけるリハビリテーションに関するガイドライン. https://www.j-circ.or.jp/cms/wp-content/uploads/2021/03/JCS2021_Makita.pdf
56. Otto CM, et al. *J Am Coll Cardiol* 2021; 77: e25-e197. PMID: 33342586
57. Vahanian A, et al. *Eur Heart J* 2022; 43: 561-632. PMID: 34453165

58. 日本循環器学会/ 日本心臓病学会/日本心臓血管外科学会/日本血管外科学会/日本胸部外科学会. 2021年改訂版 先天性心疾患, 心臓大血管の構造的疾患 (structural heart disease) に対するカテーテル治療のガイドライン. https://www.j-circ.or.jp/cms/wp-content/uploads/2021/03/JCS2021_Sakamoto_Kawamura.pdf

59. Vahanian A, et al. *Eur Heart J* 2008; 29: 1463-1470. PMID: 18474941

60. Rosenhek R, et al. *Eur Heart J* 2012; 33: 822-828,828a, 828b. PMID: 21406443

61. 経カテーテル的大動脈弁置換関連学会協議会. 経カテーテル的大動脈弁置換術実施施設基準. http://j-tavr.com/guideline.html

62. Stevenson LW, et al. *J Heart Lung Transplant* 2009; 28: 535-541. PMID: 19481012

63. 日本胸部外科学会. J-MACS Statistical Report（2010年6月-2017年7月）. http://www.jpats.org/uploads/uploads/files/J-MACS%20Statistical%20Report%EF%BC%882010%E5%B9%B46%E6%9C%88-2017%E5%B9%B47%E6%9C%88%EF%BC%89.pdf

64. Kinugawa K, et al. J-MACS investigators. *Gen Thorac Cardiovasc Surg* 2020; 68: 102-111. PMID: 31646476

65. Fukushima N, et al. *Circ J* 2017; 81: 298-303. PMID: 28070058

66. 日本循環器学会心臓移植委員会. 心臓移植レシピエントの適応. http://www.j-circ.or.jp/hearttp/HTRecCriteria.html

67. Inglis SC, et al. *Cochrane Database Syst Rev* 2015: CD007228. pub3. PMID: 26517969

68. Roccaforte R, et al. *Eur J Heart Fail* 2005; 7: 1133-1144. PMID: 16198629

69. Tsuchihashi-Makaya M, et al. *Circ J* 2013; 77: 926-933. PMID: 23502992

70. Kato NP, et al. *Patient Prefer Adherence* 2016; 10: 171-181. PMID: 26937177

71. 日本循環器学会. 心不全療養指導士 認定試験ガイドブック. 南江堂 2020: 6.

72. 日本循環器学会, 日本産科婦人科学会. 心疾患患者の妊娠・出産の適応, 管理に関するガイドライン (2018 年改訂版). https://www.j-circ.or.jp/cms/wp-content/uploads/2020/02/JCS2018_akagi_ikeda.pdf

73. Jonkman NH, et al. *Circulation* 2016; 133: 1189-1198. PMID: 26873943

74. Otsu H, et al. *Jpn J Nurs Sci* 2011; 8: 140-152. PMID: 22117578

75. Kato N, et al. *Int Heart J* 2013; 54: 382-389. PMID: 24309448

76. Lainscak M, et al. *Eur J Heart Fail* 2011; 13: 115-126. PMID: 21148593

77. Kato N, et al. *Heart Lung* 2009; 38: 398-409. PMID: 19755190

78. 日本心不全学会. 心不全手帳. http://www.asas.or.jp/jhfs/topics/shinhuzentecho.html

79. 日本心不全学会ガイドライン委員会. 心不全患者における栄養評価・管理に関するステートメント. http://www.asas.or.jp/jhfs/pdf/statement20181012.pdf

80. 日本循環器学会. 禁煙ガイドライン（2010年改訂版）. http://www.j-circ.or.jp/guideline/pdf/JCS2010murohara.h.pdf

81. 後藤葉一. *Heart View* 2014; 18: 520-527.

82. Allen LA, et al. *Circulation* 2012; 125: 1928-1952. PMID: 22392529
83. 厚生労働省. 人生の最終段階における医療の決定プロセスに関するガイドライン（2007年5月，改訂2015年3月）. http://www.mhlw.go.jp/file/06-Seisakujouhou-10800000-Iseikyoku/0000078981.pdf
84. 厚生労働省. 診療報酬改定について. https://www.mhlw.go.jp/stf/seisakunitsuite/bunya/0000106602.html
85. Hamatani Y, et al. Circ J 2020; 84: 584-591. PMID: 31983725
86. Qaseem A, et al. *Ann Intern Med* 2008; 148: 141-146. PMID: 18195338
87. Lynn J. *JAMA* 2001; 285: 925-932. PMID: 11180736
88. Gibbs JS, et al. *Heart* 2002; 88 Suppl: ii36-ii39. PMID: 12213799
89. Ponikowski P, et al. Authors/Task Force Members. *Eur J Heart Fail* 2016; 18: 891-975. PMID: 27207191
90. Krumholz HM, et al. *Circulation* 1998; 98: 648-655. PMID: 9715857
91. Levenson JW, et al. *J Am Geriatr Soc* 2000; 48: S101-S109. PMID: 10809463
92. Solano JP, et al. *J Pain Symptom Manage* 2006; 31: 58-69. PMID: 16442483
93. Rutledge T, et al. *J Am Coll Cardiol* 2006; 48: 1527-1537. PMID: 17045884
94. Johnson MJ, et al. *Eur J Heart Fail* 2002; 4: 753-756. PMID: 12453546
95. Williams SG, et al. *Heart* 2003; 89: 1085-1086. PMID: 12923038
96. Schaefer KM, et al. *J Adv Nurs* 1993; 18: 260-268. PMID: 8436716
97. Fosbøl EL, et al. *Circ Heart Fail* 2009; 2: 582-590. PMID: 19919983
98. O'Connor CM, et al. SADHART-CHF Investigators. *J AmColl Cardiol* 2010; 56: 692-699. PMID: 20723799
99. May HT, et al. *J Am Coll Cardiol* 2009; 53: 1440-1447. PMID: 19371828
100. Angermann CE, et al. MOOD-HF Study Investigatorsand Committee Members. *JAMA* 2016; 315: 2683-2693. PMID: 27367876
101. Milani RV, et al. *Am J Med* 2007; 120: 799-806. PMID: 17765050
102. Tu RH, et al. *Eur J Heart Fail* 2014; 16: 749-757. PMID: 24797230
103. Padeletti L, et al. *Europace* 2010; 12: 1480-1489. PMID: 20675674

# アプリ版（ebook）のご紹介

書籍の体裁をそのままの形で
ご覧いただける電子書籍タイプ
の製品です。

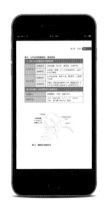

- ☑ ページにメモを記載
- ☑ 付箋をつける
- ☑ 本文中の引用文献から
  PubMed，WEB サイトヘジャンプ

定価：（本体 1,200 円＋税）
2023 年 2 月発売予定

医療従事者のための電子書籍ストア
「M2PLUS」https://www.m2plus.com/
ほか，電子書籍サイトで販売予定です。

## M2PLUS
明日の医療を見つめて

M2PLUS 製品をご利用いただくためには①M2PLUS 無料会員登録，②M2PLUS サイトより製品を購入，③無料専用ビューワアプリ*をインストール，④②で購入した製品のダウンロードをお願い致します。*iOS 端末をご利用の方は AppStore より **M2Plus Launcher**，AndroidOS 端末をご利用の方は Google Play ストアより **M2Plus Reader** のインストールをお願い致します。

本ポケット版は「急性・慢性心不全診療ガイドライン（2017年改訂版）」（オリジナル版，2022年4月1日更新）と「2021年 JCS/JHFS ガイドライン フォーカスアップデート版 急性・慢性心不全診療」（2021年9月10日更新）に基づき作成しました。最新の更新版や，改訂版については，日本循環器学会（https://www.j-circ.or.jp/guideline/guideline-series/），日本心不全学会（http://www.asas.or.jp/jhfs/statement/index.html）のウェブサイトをご確認ください。

**急性・慢性心不全診療ガイドライン**
**（2017年改訂版／2021年フォーカスアップデート版）**

2023年2月23日 発行

| | |
|---|---|
| 編集 | 一般社団法人 日本循環器学会 |
| | 一般社団法人 日本心不全学会 |
| 発行 | ライフサイエンス出版株式会社 |
| | 〒105-0014 東京都港区芝 3-5-2 |
| | TEL 03-6275-1522（代）　FAX 03-6275-1527 |
| 印刷所 | 大村印刷株式会社 |

Printed in Japan
ISBN 978-4-89775-459-8 C3047

|JCOPY|〈（社）出版社著作権管理機構 委託出版物〉
本書は無断複写は著作権法上での例外を除き禁じられています。複写される場合は，そのつど事前に，（社）出版社著作権管理機構（電話 03-5244-5088，FAX 03-5244-5089，e-mail：info@jcopy.or.jp）の許諾を得てください。

# 略語一覧

| ACC | American College of Cardiology | 米国心臓病学会 |
|---|---|---|
| ACCF | American College of Cardiology Foundation | 米国心臓病学会財団 |
| ACE | angiotensin converting enzyme | アンジオテンシン変換酵素 |
| ACP | advance care planning | アドバンス・ケア・プランニング |
| ACS | acute coronary syndrome | 急性冠症候群 |
| ADL | activities of daily living | 日常生活動作 |
| AHA | American Heart Association | 米国心臓協会 |
| AHI | apnea hypopnea index | 無呼吸低呼吸指数 |
| ANP | atrial natriuretic peptide | 心房性(A型)ナトリウム利尿ペプチド |
| ARB | angiotensin II receptor blocker | アンジオテンシンII受容体拮抗(遮断)薬 |
| ARDS | acute respiratory distress syndrome | 急性呼吸促迫症候群 |
| ARNI | angiotensin receptor neprilysin inhibitor | アンジオテンシン受容体ネプリライシン阻害薬 |
| AS | aortic (valve) stenosis | 大動脈弁狭窄症 |
| ASV | adaptive servo-ventilation | 適応補助換気 |
| BMIPP | beta(β)methyl-p-iodophenyl-pentadecanoic acid | ヨウ素(I)-123 ベータ(β)メチル -p-ヨードフェニルペンタデカン酸 |
| BNP | brain natriuretic peptide | 脳性(B型)ナトリウム利尿ペプチド |
| CABG | coronary artery bypass grafting | 冠動脈バイパス術 |
| CAG | coronary angiography | 冠動脈造影 |
| CKD | chronic kidney disease | 慢性腎臓病 |
| COPD | chronic obstructive pulmonary disease | 慢性閉塞性肺疾患 |
| CPAP | continuous positive airway pressure | 持続的陽圧呼吸(持続的気道陽圧法) |
| CPX | cardiopulmonary exercise test | 心肺運動負荷試験 |
| CRT | cardiac resynchronization therapy | 心臓再同期療法 |
| CRT-D | Cardiac Resynchronization Therapy-Defibrillator | 両室ペーシング機能付き除細動器 |
| CS | clinical scenario | クリニカルシナリオ |
| CSA | central sleep apnea | 中枢性睡眠時無呼吸 |
| CSR | Cheyne-Stokes respiration | チェーン・ストークス呼吸 |
| CT | computed tomography | コンピュータ断層撮影 |
| DAPT | dual antiplatelet therapy | 抗血小板薬2剤併用療法 |
| DOAC | direct oral anticoagulant | 直接経口抗凝固薬 |
| ECMO | extracorporeal membrane oxygenation | 体外膜型人工肺(膜型人工肺による酸素化) |
| EDTA | ethylenediamine tetraacetic acid | エチレンジアミン四酢酸 |
| eGFR | estimated glomerular filtration rate | 推算糸球体濾過値 |
| ESA | erythropoiesis stimulating agent | 赤血球造血刺激因子製剤 |
| ESC | European Society of Cardiology | 欧州心臓病学会 |
| FDG PET | fluorodeoxyglucose-positron emission tomography | フルオロデオキシグルコース - ポジトロン(陽電子)放出型断層撮影 |
| FiO$_2$ | fraction of inspiratory oxygen | 吸入酸素濃度 |
| HFmrEF | heart failure with mid-range ejection fraction, heart failure with mildly reduced ejection fraction | 左室駆出率が軽度低下した心不全 |
| HFpEF | heart failure with preserved ejection fraction | 左室駆出率の保たれた心不全 |
| HFrecEF | heart failure with recovered ejection fraction | 左室駆出率が改善した心不全 |
| HFrEF | heart failure with reduced ejection fraction | 左室駆出率の低下した心不全 |